Manfred Wolfersdorf

Depression

Die Krankheit bewältigen

Manfred Wolfersdorf

Depression

Die Krankheit bewältigen

Unter Mitarbeit von Eva Schaller und
Ulrike Rupprecht

BALANCE ratgeber

Manfred Wolfersdorf:
Depression. Die Krankheit bewältigen
1. Auflage der Neuausgabe 2010
ISBN-Print: 978-3-86739-060-6
ISBN-PDF: 978-3-86739-742-1
ISBN-ePub: 978-3-86739-842-8

Bibliografische Information der Deutschen Bibliothek
Die Deutsche Bibliothek verzeichnet diese Publikation in
der Deutschen Nationalbibliografie; detaillierte bibliografische Daten
sind im Internet über http://dnb.d-nb.de abrufbar.

Bei Medikamenten, die in diesem Buch
ohne besondere Kennzeichnung aufgeführt sind,
kann es sich um gesetzlich geschützte Warenzeichen handeln,
die nicht ohne Weiteres benutzt werden dürfen.

© BALANCE buch + medien, Bonn 2010
Der Balance buch + medien verlag ist
ein Imprint der Psychiatrie-Verlag GmbH, Bonn
www.balance-verlag.de
Alle Rechte vorbehalten. Kein Teil des Werkes darf ohne
Zustimmung des Verlags vervielfältigt, digitalisiert oder verbreitet werden.
Erstausgabe Psychiatrie-Verlag, Bonn 2000
Lektorat: Dr. Matthias Reiss, München (www.dr-reiss.com)
Umschlagkonzeption: p.o.l. kommunikation design, Köln
unter Verwendung eines Bildes von Photocase (www.photocase.com)
Typografie, Illustrationen und Satz: Iga Bielejec, Nierstein
Druck und Bindung: Kösel, Krugzell (www.koeselbuch.de)
Zum Schutz von Umwelt und Ressourcen wurde für dieses Buch
FSC-zertifiziertes Papier verwendet:

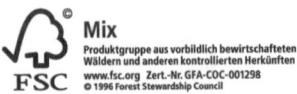

Mix
Produktgruppe aus vorbildlich bewirtschafteten
Wäldern und anderen kontrollierten Herkünften
www.fsc.org Zert.-Nr. GFA-COC-001298
© 1996 Forest Stewardship Council
FSC

Vorbemerkung 7
Einleitung 9

TEIL I **Beschreiben und verstehen**

Unsere heutigen Vorstellungen von depressiven Erkrankungen 16
Was ist eine »Depression«? 19
Gefühle und Stimmung – Trauer 24

Die Symptomatik einer Depression 31
Leidensdruck 31
Fühlen 41
Ängste 48
Denken 49
Körperwahrnehmung 66
Handeln 71

Verursachung und Verlauf depressiver Erkrankungen 76
Unterschiedliche Verläufe 91

TEIL II **Behandeln und bewältigen**

Therapie 96
Frühzeitige therapeutische Begleitung 97

Psychotherapie 107
Zentrale Aspekte im Umgang mit depressiven Personen 114
Klagen erlaubt: Die psychotherapeutische Beziehung 118
Erste therapeutische Schritte gehen 125
Einzelpsychotherapie mit depressiv Kranken 130
Psychotherapeutische Gruppenarbeit mit Depressiven 135

Medikamentöse Behandlung 146

Wie wirken Antidepressiva? 154

Dosierung und Behandlungsdauer 163

Zur medikamentösen Rückfallvorbeugung und Langzeittherapie 167

Absetzen von Antidepressiva 169

Absetzen von Lithium 171

Psychoedukation 172

Selbsthilfegruppen 183

Selbsthilfegruppen für depressive Patienten 183

Selbsthilfegruppen für Angehörigen 184

Soziotherapie bei Depressionen 188

Rehabilitative Behandlung 194

Langfristige Behandlung und Wiedererkrankungsprophylaxe 198

Spezifische Erscheinungsformen 201

Chronische Depression 201

Depression und Suizidalität 206

Die »wahnhafte« Depression 212

Männerdepression 217

Bipolare Depression 221

Schlussbemerkungen 225

Literatur 227

Internetadressen 238

Vor einiger Zeit fand ich auf dem Weg zu einer Stationsvisite etwas Zeit und ich setzte mich auf die Bank vor der Station in die Sonne, und zwar neben eine gerade mit einer depressiven Erkrankung aufgenommene Patientin. Ich hatte sie am Tag zuvor notfallmäßig gesehen und ihr dann die stationäre Aufnahme empfohlen. Wir unterhielten uns darüber, wie sie sich in der Klinik eingewöhnt hatte, woher sie und ich kommen und wie wir den warmen Sonnentag genießen bzw. nicht genießen können. Wir sprachen über ihre Unfähigkeit, solche und auch andere Gefühle überhaupt empfinden zu können. Selbst das Weinen, das fast von allein käme, berühre sie nicht, führe auch nicht zu einer Erleichterung.

Mit ihren knapp 60 Lebensjahren sah die Patientin deutlich jünger aus, als sie war, war braun gebrannt und wirkte sportlich: »Man sieht es mir nicht an. ›Du siehst doch gut aus‹, sagen viele, auch Nahestehende, die mich lange kennen.« Und nach einer Pause fügte sie hinzu: »Wer nicht selbst depressiv war, kann das nicht verstehen. Es ist so schwer zu beschreiben, es gibt kein Wort, das benennt, was eine Depression ist. Traurig zu sein, ja, das kennt jeder, aber das ist es nicht. Die Sonne, die jetzt wärmt, berührt mich nicht.«

Das vorliegende Buch will eine Brücke bauen, und das trotz des oben erwähnten Vorbehalts der Patientin, dass eine Depression in ihrer Tiefe nur derjenige verstehen könne, der selbst einmal depressiv war. Häufig habe ich von schwer depressiv erkrankten Menschen die Klage gehört, dass die Ratgeber, die ihnen von Angehörigen geschenkt wurden, zu wenig ihr eigenes Krankheitsbild einer schweren depressiven Erkrankung wiedergeben und viel zu oft ein leichtfertig dahingeschriebenes »positives Denken« empfehlen würden. Letzteres sei sowieso nur von Gesunden zu leisten und genau das seien sie nun einmal nicht. Deshalb ist das hier vorliegende Buch nicht als Übersicht über den derzeitigen Stand des Wissens zur Depression gedacht. Es geht vielmehr darum, depressiv kranke Menschen in ihrem Empfinden zu verstehen sowie den möglichen Verlauf der Erkrankung und die therapeutischen Wege aus ihr heraus besser zu erkennen.

Dies geschieht aus meinem persönlichen Blickwinkel und vor dem Hintergrund einer nun dreißigjährigen Beschäftigung mit depressiv kranken Menschen im stationären und ambulanten Bereich. Geholfen haben mir dabei die beiden Psychologinnen unserer Depressionstationen am Bezirkskrankenhaus Bayreuth, Frau Ulrike Rupprecht und Frau Eva Schaller

Von den von mir oft langjährig begleiteten Patienten und ihren Partnern und Familien habe ich gelernt, was eine depressive Erkrankung bedeuten kann. Hier sind persönliche therapeutische (oder auch »nichttherapeutische«) Beziehungs- und Arbeitserfahrungen ebenso eingegangen wie Beobachtungen und Meinungen anderer Berufsgruppen und vieler Angehöriger. Die Absicht dieses Buches ist, näher an das Erleben depressiven Krankseins heranzukommen und damit die Krankheit Depression und den depressiv erkrankten Menschen besser verstehen zu lernen – um ihm besser helfen zu können.

Manfred Wolfersdorf

Kay Redfield JAMISON (1997) hat in ihrem Buch »Meine ruhelose Seele« die Geschichte ihrer manisch-depressiven Erkrankung einfühlsam beschrieben. Sie ist Psychologin und auch Pro-
fessorin für Psychiatrie und sie hat sich als Wissenschaftlerin,
aber auch als Betroffene und selbst Therapieerfahrene jahrelang
mit der Behandlung depressiver und manisch-depressiver Patienten beschäftigt. Sie schreibt über ihre Depression:
»Ich fühlte mich total erschöpft und konnte morgens kaum
aus dem Bett kommen. Jeder Weg kostete mich doppelt so viel
Zeit wie gewöhnlich, ich trug immer wieder dieselben Kleider,
denn die Entscheidung für etwas anderes hätte mich zu sehr angestrengt. Ich fürchtete mich davor, mit jemandem sprechen zu
müssen, ich ging meinen Freunden, wenn möglich, aus dem
Weg, frühmorgens und spätnachmittags saß ich fast reglos in
der Schulbibliothek, mit totem Herzen und einem Gehirn so kalt
wie ein Lehmklumpen.« Und sie schreibt weiter: »Jeden Morgen
wachte ich todmüde auf, eine Erfahrung, die meinem eigentlichen Ich ebenso fremd war wie der Lebensüberdruss oder die
Gleichgültigkeit, die als Nächstes kam.« (S. 47 ff.)
Wenige Jahre zuvor hatte der Psychiater und Psychoanalyti-
ker Piet C. KUIPER vom Lehrstuhl für Psychiatrie in Amsterdam
in »Seelenfinsternis« (1991) seine Depression beschrieben und
sie zu dem in Beziehung gesetzt, was er sich zuvor unter einer Depression vorgestellt hatte. Er reflektiert in seinem Buch im Kapitel »Patient und Psychiater zugleich«, wie er sich, auf seine
Krankheit zurückblickend, gefragt habe, ob seine alten Vorstellungen über Depressionen eigentlich richtig gewesen seien. Er
kommt zu der Auffassung:

»Viele Depressionen und ihre psychotischen Formen treten in Phasen und Anfällen auf. Zwischen diesen Anfällen fühlt sich der Patient gesund. Anlagefaktoren spielen zwar eine Rolle, das bedeutet jedoch nicht, dass man, wie durch eine Schicksalsfügung, eine Depression bekommen muss. Es ist eine spezifische Anfälligkeit, eine Verletzlichkeit vorhanden. Die Kette hat ein schwaches Glied, das nur bei Überbelastung bricht. Die Depression tritt auf, wenn das innere Gleichgewicht gestört wird, vor allem durch Leid und Kränkungen.« (S. 231)

Piet C. Kuiper erinnert sich an seine Symptomatik, nämlich keine Lust zu etwas zu haben, niedergeschlagen zu sein, häufig unter Suizidneigung zu leiden, sich selbst zu entwerten, Gedanken und Wahnvorstellungen zu haben, der Körper sei krank und das Leben gescheitert, verbunden mit Schuldgefühlen sowie fehlender Zukunftserwartung. Das geht oft mit körperlichen Symptomen, Schlafstörungen, mangelndem Appetit und Obstipation einher. Aus Sicht eines Betroffenen meint er:

»Die depressiven Anfälle sind in der Regel sehr gut zu behandeln, die psychotischen Depressionen gleichfalls. Die chronische Düsternis oder eine Neigung dazu ist auch kein unabwendbares Schicksal. Psychotherapie, das heißt systematisches Durchsprechen der zugrunde liegenden Problematik, ihrer bewussten und unbewussten Aspekte, in Verbindung mit Medikamenten oder auch nicht, kann diesem schrecklichen Leiden ein Ende machen.« (S. 233)

Es scheint also längst möglich geworden zu sein, über eigene Depressionen zu schreiben. Und wenn Fachkompetenz und Kompetenz als betroffene Person zusammenkommen, kann man auch ein vertieftes Verständnis dafür vermitteln, wie die Depression erlebt wird. Depressionen sind derart weit verbreitete Erkrankungen, dass eine Verbesserung des Kenntnisstands nicht nur für Betroffene und Angehörige wichtig ist, sondern auch für Ärzte, Psychologen, Sozialpädagogen und alle, die im medizinischen und psychosozialen Feld tätig sind, und für die Allgemeinbevölkerung.

Dabei geht es nicht um das, was ich hier »Alltagsdepressivität«, nämlich eine schwankende Gestimmtheit in Zusammenhang mit Alltagsbelastungen, nennen möchte. Hier handelte es sich um ein grundsätzliches Lebensgefühl (HAU u. a. 2005) oder schlimmstenfalls sogar um einen Missbrauch des geradezu modisch gewordenen Wortes »depressiv«.

Es geht hier also um das, was heute die »schwere Depression« heißt bzw. früher »Melancholie« hieß, um eine Erkrankung, die den gesamten Menschen in seiner psychischen und körperlichen Befindlichkeit, in seiner Selbsteinschätzung und Selbstbewertung, seinem Erleben und Handeln in Gegenwart, Vergangenheit und möglicher Zukunft betrifft. Dabei wird plötzlich vieles in Frage gestellt: die persönlichen Entwicklungsmöglichkeiten, die körperliche und psychische Leistungsfähigkeit und die Beziehungsfähigkeit. Der Mensch ist nun in seiner Vitalität derart beeinträchtigt, dass es zuerst zu Krankschreibung, zur ambulanten und stationären Behandlung kommt. Dann ist aber auch allmählich das Leben durch die Suizidalität und die Beeinträchtigung der gesamten Lebensperspektive gefährdet, weil die Krankheit chronisch wird.

Siegfried KASPER u. a. (1994) geben an, dass nach der internationalen Einteilung psychischer Erkrankungen (die sogenannte ICD-10) davon ausgegangen werden muss, dass in der Gesamtbevölkerung rund 17 Prozent der Menschen im Verlauf ihres Lebens an einer Depression erkranken, wobei die schweren depressiven Störungen etwa 4 – 5 Prozent ausmachen. Das bedeutet für die Festlegung an einem beliebigen Stichtag, dass ca. 10 Prozent der Bevölkerung an Depressionen leiden, und zwar Frauen doppelt so oft wie Männer. Beklagt wird von Fachleuten, dass nur rund 50 Prozent dieser Personen von Hausärzten als depressiv erkannt werden. In Fachkliniken jedenfalls beträgt der Anteil der schwerst depressiven Patientinnen und Patienten inzwischen um 25 Prozent.

Auch die Gesundheitspolitik ist in der Zwischenzeit auf das Krankheitsbild »Depression« aufmerksam geworden: So hat der »Sachverständigenrat für die Konzertierte Aktion im Gesundheitswesen« im Jahr 2001 in seinem Gutachten Bedarfsgerechtigkeit und Wirtschaftlichkeit neben vier körperlichen Erkrankungen die »depressiven Störungen« zu einem gesundheitspolitisch bedeutsamen Thema des nächsten Jahrzehnts erklärt. Dabei wurde sowohl auf das Problem der alten depressiven Menschen als auch auf das der jungen Depressiven hingewiesen.

Der Weltgesundheitsreport von 2001 »Mental Health: New understanding, new hope« hat die unipolare Depression als die weltweit führende Ursache für Beeinträchtigungen bezeichnet, und zwar auf die gesamte Lebensspanne eines Menschen bezogen.

Im Oktober 2005 hat die EU-Kommission für Gesundheit ein sogenanntes Grünbuch herausgegeben und dort zur Prävention von Depressionserkrankungen, Drogenmissbrauch und Suizidsterblichkeit aufgefordert. Und nicht zuletzt hat das Forum »gesundheitsziele.de« in einer eigenen Arbeitsgruppe die Verbesserung der Diagnostik und Therapie der Depression als besonderes Ziel deutscher Gesundheitspolitik 2006 definiert.

In diesem Kontext ist interessant, dass nach Berechnungen des Statistischen Bundesamtes (2010) im Jahr 2008 5,2 Milliarden Euro für die Prävention, Behandlung und Rehabilitation von depressiven Erkrankungen ausgegeben wurden. Neben den direkten Krankheitskosten sind auch die volkswirtschaftlichen Kosten beträchtlich. Einer Studie der Bundespsychotherapeutenkammer (2010) zufolge erkranken deutsche Arbeitnehmer am häufigsten an Depressionen und fehlen dadurch besonders lange, nämlich durchschnittlich 35 bis 50 Tage an ihrem Arbeitsplatz. Es also nicht weiter verwunderlich, dass die Gesundheitspolitik und die Fachgesellschaften ihre Kräfte bündeln, um Depressionen früher zu erkennen und besser zu behandeln.

Dazu trägt auch bei, dass die Stigmatisierung psychischer Erkrankungen abgenommen hat, auch wenn es – wie der Fall Robert Enke zeigt –, immer noch nicht selbstverständlich ist, sich als depressiv Erkrankter zu outen. Doch wenn Politiker, Psychiater und Psychologen heute mit Selbstbeschreibungen ihrer eigenen depressiven Erkrankungsphasen an die Öffentlichkeit gehen, dann ist es stets ihr Anliegen, nicht nur auf die Schwere und Gefährlichkeit, ja Lebensgefährlichkeit der Erkrankung Depression hinzuweisen, sondern auch auf ihre Behandelbarkeit. Und das sollte allen Betroffenen und ihren Angehörigen Hoffnung geben und Mut machen.

TEIL I   **Beschreiben und verstehen**

Unser Verständnis von einer Depression bzw. einer depressiven Störung und ihrer Behandlung hat sich in den letzten zwanzig Jahren deutlich weiterentwickelt. Die Depressionsforschung wurde in den USA in den achtziger und neunziger Jahren stark von epidemiologischer, psychopathologischer und biologischer Seite vorangetrieben, nicht zuletzt wegen der Entwicklung neuerer diagnostischer Manuale, des *Diagnostic and Statistical Manual* (DSM) der Amerikanischen Psychiatrischen Vereinigung und der europäischen *International Classification of Diseases* (ICD).

Nicht nur unsere Vorstellungen von der Häufigkeit depressiver Störungen in der Allgemeinbevölkerung haben sich verändert, sondern auch die von der Depression selbst: Sie gilt heute als eine im Wesentlichen wiederkehrende Erkrankung, mit einem hohen Anteil an Lebensbeeinträchtigungen, Behinderung im Leistungs- und Beziehungsbereich sowie an chronischen Krankheitsverläufen. Die Depression ist heute nach allgemeiner Auffassung wegen ihrer hohen Suizidsterblichkeit auch eine lebensgefährliche Erkrankung. Wenn eine Depression vorliegt, ist zudem die Anfälligkeit für körperliche Erkrankungen erhöht und ihre Behandlung erschwert. Die Depression gilt insgesamt als eine »psycho-sozio-biologische« Störung, da man bezüglich ihrer Entstehung von biologischen, psychologischen und sozialen Aspekten ausgeht.

Neben diesen Überlegungen gibt es selbstverständlich positive Entwicklungen, die vor allem für die Therapie hilfreich sind. Hier ist zum einen die Verwendung neuer antidepressiver Substanzen zu nennen, die in den letzten 15 Jahren auf den Markt kamen und die ein deutlich verändertes, insgesamt verringertes und sozial verträglicheres Nebenwirkungsprofil aufweisen. Die bessere »soziale Verträglichkeit« – man sieht es jemandem nicht an, dass er ein Antidepressivum einnimmt – ist der größte Fortschritt im Bereich antidepressiver Medikation. Und dann ist noch die Entwicklung depressionsspezifischer Psychotherapieformen zu nennen, hier vor allem die kognitive Verhaltenstherapie (KVT), die Interpersonelle Psychotherapie (IPT) oder auch die tiefenpsychologische Psychotherapie (psychodynamische Kurzzeittherapien), wobei auch familientherapeutische Ansätzen berücksichtigt werden (differenzierte Übersichten gibt es in: BÖKER 2001; WOLFERSDORF u. a. 2003; SCHAUENBURG u. HOFMANN 2007).

Fortschritte sind neben der Entwicklung neuerer Antidepressiva und spezifischer Psychotherapiemethoden (für Akut- und Langzeitbehandlung) auch sogenannte Stimmungsmodulatoren als Medikamente für die Prophylaxe, die Verwendung anderer körperbezogener Therapien wie Lichttherapie, Transmagnetstimulation sowie Sport- und Bewegungstherapie. Hinzu kommen moderne ergotherapeutische Angebote (kognitives Training, Gestaltungstherapie, ergotherapeutische Leistungsdiagnostik), Psychoedukation für Angehörige und Betroffene, ambulante, auch aufsuchende psychiatrische Pflege (für alte und vereinsamte Personen) und Angebote zur Selbsthilfe (»Depressionsgruppen«).

Im stationären Bereich gibt es derzeit etwa 100 Depressionsstationen für schwer depressiv Kranke in Deutschland. Dennoch ist zu beklagen, dass depressive Personen häufig »unterversorgt« sind, das heißt, ihre Erkrankung wird entweder gar nicht erst wahrgenommen oder unzureichend behandelt. So geht man in Deutschland davon aus, dass bei 30 bis 50 Prozent der depressiv kranken Menschen die Symptome nicht erkannt werden bzw. keine ärztliche Hilfe in Anspruch genommen wird (WITTCHEN u. a. 2000; HEGERL 2005). J. ANGST (1993) bezeichnet das Ergebnis, dass nach jahrzehntelanger Aufklärung über Diagnostik und Therapie von Depressionen im Kanton Zürich nur ein Viertel bis ein Drittel behandelt werden und nur etwa ein Drittel der Behandelten antidepressive Medikamente erhielten, als »ernüchternd«. Auch bei den psychotherapeutisch behandelten depressiven Patienten erhielt die Mehrzahl keine spezielle Psychotherapie.

In einer großen europäischen Studie (LEPINE u. a. 1998) zeigte sich, dass nur 22,6 Prozent aller Depressionen medikamentös behandelt wurden. Selbst bei den schweren Depressionen macht dieser Anteil lediglich rund 35 Prozent aus. Die Berliner Altersstudie ist ähnlich eindrucksvoll; sie zeigt, dass von den alten Patienten mit depressiven Störungen überhaupt nur 40 Prozent Psychopharmaka erhalten hatten, dabei 6 Prozent Antidepressiva.

Man kann zusammenfassend sagen: Obwohl Depressionen in der Allgemeinbevölkerung relativ häufig vorkommen, ist die Versorgung depressiv kranker Menschen letztendlich unbefriedigend. Und das scheint, mehr noch als für die schweren Fälle, besonders für die mittelgradig oder leichter depressiv erkrankten Menschen zu gelten. Dies bezieht sich auf eine adäquate medikamentöse Therapie, ganz besonders aber auf die Psychotherapie, obwohl über beides heute viele wissenschaftliche Untersuchungen vorliegen.

Eine Depression ist eine schwere Erkrankung, die den gesamten Menschen beeinträchtigt, ihn in seinem körperlichen Befinden, in seinem Denken, in seiner Gestimmtheit, in seinen Gefühlen, in seinen Bezügen zur Umwelt, aber auch im Bezug zur eigenen Person, zur Gegenwart und zur Zukunft bedroht. In ihren tiefsten und schwersten Ausprägungsformen nimmt die Depression die Betroffenen derart in den Griff, dass sie über ihr eigenes Leid nicht mehr hinauszuschauen vermögen und den Glauben an sich, ihre Umwelt, die Zukunft, aber auch an Hilfe- und Behandlungsmöglichkeiten verlieren. Dann wird die Depression lebensbedrohlich, denn sie geht mit Hoffnungslosigkeit und der Gefahr von Suizidalität einher. Eine Depression ist eine Erkrankung der »Affektivität«, also volkstümlich gesprochen eine »Gemütskrankheit«, eine Störung des Gemüts im Sinne der »Herabgestimmtheit«.

> **MERKE** Bei der Depression handelt es sich nicht um eine »Geisteskrankheit«, und die öfter gehörte Befürchtung, eine Depression könne in Schizophrenie oder Demenz übergehen, entbehrt jeder fachlichen Grundlage.

Literarische Beschreibungen von Depressivität (früher unter dem Begriff der Melancholie) gibt es seit Jahrhunderten. Überraschend ist dann doch, dass die Bemühungen um die Erforschung der sogenannten affektiven Störungen im engeren Sinne kaum älter als zwei Jahrhunderte sind, wenngleich es dieses Krankheitsbild seit Menschengedenken und in allen Kulturen und Gesellschaften gab (KLERMAN 1984). Erst in der Zeit der französischen Reformpsychiater Pinel und Esquirol wurden die bis heute gültigen Annahmen zu den affektiven Erkrankungen formuliert: Diese seien zurückzuführen auf eine primäre Pathologie der Affektivität (Regulation der Gefühle), sie würden ein stabiles psychopathologisches Zustandsbild aufweisen, zeigten einen periodischen Verlauf sowie Hinweise auf genetische Zusammenhänge, stünden im Zusammenhang mit dem Organ Gehirn, träten insbesondere bei Personen mit erkennbaren typischen Persönlichkeitsmerkmalen auf und seien biologischer Natur. Diese Überlegungen decken sich in weiten Teilen mit heutigen Positionen und sind durch moderne psychosoziale Konzepte sowie psychodynamische und lerntheoretische Überlegungen im Sinne einer »Psycho-Sozio-Biologie der Depression« zu ergänzen.

Nun sind Niedergeschlagenheit, traurige und ängstliche Empfindungen, Gleichgültigkeit, Gereiztheit oder Desinteresse ureigene menschliche Empfindungsmöglichkeiten. So beeinflusst die alltägliche morgendliche Stimmung unser Maß an Aktivität und unsere Sichtweise, mit der wir in den Tag gehen. Die Begegnung mit geliebten und geschätzten Menschen steigert das eigene Wohlbefinden und Wertgefühl noch. Eine allgemein wohlwollende und positiv verstärkende Atmosphäre fördert die Leistungsfähigkeit im beruflichen Alltag. Stimmungen und Gefühle beeinflussen also unsere alltägliche Erlebens-, Leistungs- und Beziehungsfähigkeit. Und es ist leicht nachvollziehbar, dass ein Mensch in seinen Aktivitäten, Beziehungsmustern und Verhaltensweisen beeinträchtigt ist, wenn solche Fähigkeiten vermindert oder gar erloschen sind. So reden depressiv kranke Menschen häufig von der »inneren Leere«, davon, dass sie keine Gefühle mehr empfinden können, dass sie für die Schönheiten des Lebens nicht mehr ansprechbar sind oder dass sie inner-

lich nichts mehr bewegt. Dadurch scheinen sie aus dem Blickwinkel des Partners manchmal sogar gefühlskalt, distanziert
und nicht beziehungsfähig zu sein.

Was ist eine Depression?

Eine Depression ist eine affektive, die Gefühle betreffende Störung mit:

- ☐ typischer Symptomatik: agitiertes, gehemmtes, apathisches oder ängstliches Verhalten
- ☐ einmaligem oder häufigem Auftreten
- ☐ unipolaren oder bipolaren (manisch-depressiven) Phasen

Ursachen der Depression können sein:

- ☐ neurobiochemische Störungen im Zentralnervensystem, genetische Faktoren
- ☐ Selbstwertprobleme, die in Kindheit oder Jugend entwickelt oder aktuell ausgelöst wurden
- ☐ chronische psychische, emotionale oder körperliche Belastung, Erschöpfung, Stress.

Eine Depression ist ein *Zustandsbild allgemeiner und umfassen-
der seelisch-körperlicher Herabgestimmtheit*, wobei der Begriff
»Depression« auf das lateinische »deprimere« im Sinne von
»herunterdrücken« zurückgeht. Befindlichkeitsschwankungen
wie Verstimmtheit, Niedergeschlagenheit, Lustlosigkeit, Resig-
nation, Missmut, Erschöpftheit usw. benennen dabei ein Spektrum negativer, aber nicht im engeren Sinne bereits depressiver
Gefühle. Heutzutage wird die Bezeichnung »depressiv« für viele
unspezifische Befindlichkeitsschwankungen, für jede »schlechte« Stimmung verwendet. Die depressive Herabgestimmtheit
oder Verstimmtheit dagegen kann von einem gesunden Menschen nicht ohne weiteres nachvollzogen werden und unterscheidet sich von Traurigkeit und Niedergeschlagenheit qualita-
tiv. Depressiv kranke Menschen stellen mit Recht immer wieder
fest, dass diese Empfindung völliger Tiefe nur jemand verstehen

kann, der diese Erfahrung selbst gemacht hat. Daraus ergibt sich ein Problem: Bei einem depressiv kranken Menschen ist es Therapeuten und Pflegern immer nur eingeschränkt möglich, sich empathisch einzufühlen und sich mit ihm zu identifizieren. Sie können sich lediglich an das Leiden des Betroffenen annähern. In diesem Dilemma befinden sich fast immer auch die Angehörigen, die zunächst glauben, mit einfachen Aufmunterungen zu einer Verbesserung beitragen zu können. Dieses Aufmuntern ist selbstverständlich sinnvoll, kann aber die Krankheitsdynamik nicht beheben. Aufmunterungen sollten zudem frei sein von unterschwelligen Vorwürfen oder moralischen Abwertungen.

Eine Depression wird ausgelöst durch innerseelische und/ oder äußere Auslöser (überwiegend von Verlust-Charakter) und sie wird von dieser Dynamik auch aufrechterhalten. Zu solchen Auslösern gehören aktuelle Lebensereignisse, lang andauernde Belastungen, aber auch körperliche Erkrankungen, die wiederum sekundär und reaktiv zu psychischen Belastungen wie zu Selbstwertstörungen aufgrund von Leistungseinbußen führen können. Depressionen können unterschiedliche Verläufe haben: Es gibt sowohl einmalige Erkrankungen wie auch häufigeres Auftreten im Lebensverlauf. Zudem gibt es *unipolare Erkrankungen*, d.h. es gibt nur depressive Episoden, die einmal oder mehrmals im Leben auftreten können, oder *bipolare*, d.h. depressive Phasen wechseln sich mit manischen ab. Lange anhaltende Verläufe von mehr als zwei Jahren werden als »chronisch« bezeichnet.

Es gibt heute eine allgemeine Übereinstimmung darin, welche Faktoren an der Entstehung depressiver Störungen beteiligt sind: Biologische, psychologische und soziale Faktoren wirken hier zusammen. Eine besondere Aufmerksamkeit verdienen sicherlich die psychologischen und sozialen Bedingungen, ganz besonders deshalb, weil hier die betroffenen Menschen eigene Einflussmöglichkeiten haben. Von psychodynamisch-tiefenpsychologischer und lerntheoretischer Seite gibt es Vorstellungen, dass eine »psychologische Disposition« als biografisch-lerngeschichtliche Vorläuferbedingung bei einer späteren Depression eine große Rolle spielt. Dies geht einher mit der Ausbildung bestimmter Denk- und Verhaltensweisen, Interaktions- und Bewältigungsstile sowie mit einer globalen Störung im Bereich des Selbstwertgefühls der Person (»depressive Persönlichkeitszüge«).

Einige Kennzeichen depressiv Erkrankter

Symptomatik, Syndrom	agitiert, gehemmt, apathisch, ängstlich, vegetativ
Verlauf	☐ einmalig oder wiederkehrend ☐ unipolar oder bipolar ☐ altersentsprechende Ausprägung ☐ kulturelle Unterschiede
Verhalten	☐ klagsam-jammrig, appellativ ☐ gereizt-ablehnend, entwertend ☐ Rückzug, Vermeidung; junge Menschen auch durch Weglaufen ☐ Suizidalität (bei ca. einem Drittel ausgeprägt)
Persönlichkeit	☐ Selbstunsicherheit, Minderwertigkeitsgefühle ☐ Schuld- und Schamgefühle ☐ strenge Normen, hohe Ansprüche an sich und andere ☐ leichte Verletzbarkeit, hohe Kränkbarkeit ☐ geringe Veränderungsbereitschaft mehr als übliches Angewiesensein auf Zuwendung, Verständnis ☐ ausgeprägte Harmoniebedürftigkeit, Überanpassung

Diese charakteristischen Kennzeichen einer Person sind für sich genommen keine Krankheit, sondern erst einmal Akzentuierungen der Persönlichkeit und ihrer sich lebensgeschichtlich entwickelnden Struktur. Sie bilden jedoch eine Art Vorläuferbedingung im Sinne eines Bodens, auf dem depressive Reaktionen wachsen. Bei kritischen Lebensereignissen und chronischen Belastungen kann es dann dazu kommen, dass die Gefahr, depressive Symptome zu entwickeln, erhöht ist (siehe Tabelle »Einige Kennzeichen depressiv Erkrankter«).

Gefühle und Stimmung – Trauer

Im Laienverständnis wird die Depression meist mit Antriebsschwäche und Niedergeschlagenheit gleichgesetzt. Ein depressionserfahrener Student formulierte es einmal so: »Antriebsschwäche wird zur Lustlosigkeit, dann neigt man zum Rückzug und man nimmt an nichts mehr teil. ›Depressiv sein‹ heißt für mich Antriebsschwäche und Niedergeschlagenheit.«

Die Depression lässt sich dabei von »Trauer« oder von »Null-Bock-Stimmung« abgrenzen. Im Laienverständnis gehört zur sogenannten Null-Bock-Stimmung, dass es möglich ist, etwas aus eigener Kraft zu verändern. Das könnte zum Beispiel die Fähigkeit sein, sich zusammenzureißen, dann das Vorhandensein anderer Gefühle, vor allem von Wut oder Scham, sowie die Gewissheit, dass es sich dabei nicht um eine Erkrankung, sondern um etwas handelt, was »jedem mal passiert« kann.

»Trauer« kann zwar Teil einer depressiven Gestimmtheit sein, ist jedoch primär ein Gefühl, das jeder selbst gut kennt. Es kommt beim Verlust eines anderen Menschen auf, aber auch beim Verlust eines Lebenskonzepts, einer Idee, sogar beim Verlust von Gegenständen oder einem Wechsel von Lebensumständen. Die sogenannte Trauerarbeit unterbricht dabei den normalen Lebensablauf eines Menschen, lässt ihn verharren, lässt Erinnerungen auftauchen und beeinträchtigt auch körperlich, nicht nur psychisch, wenn zum Beispiel innere Unruhe, Appetitstörungen oder auch Schlafstörungen auftreten. Dabei ist Trauer etwas sehr Lebendiges. Sie ist zielgerichtet, sie verabschiedet sich auch wieder und hat eine zwischenmenschliche Bedeutung. Sie dient dem Abschiednehmen. So wird der Wechsel eines alten Menschen aus der eigenen Wohnung in ein Altenheim häufig mit Trauer einhergehen, was jedoch kein Zeichen einer depressiven Erkrankung sein muss – allerdings ist auch die »Umzugsdepression« seit langem bekannt.

Das Beispiel eines 60-jährigen Patienten, 30 Jahre lang verheiratet, der den Tod seiner Ehefrau und den anschließenden Trauerprozess gut überstanden hat, soll den Unterschied zwischen Depression und Trauer verdeutlichen.

BEISPIEL Der Patient hatte den Tod seiner Ehefrau, die an einer Blutkrebserkrankung innerhalb weniger Wochen verstarb und die er täglich in der Universitätsklinik besucht hatte, gut verkraftet. Gemeinsam mit der 29-jährigen Tochter löste er danach den Haushalt auf und zog in eine neue, kleinere Wohnung um, von wo aus der Weg zu seiner Tätigkeit als Bademeister in einer Kureinrichtung sogar günstiger für ihn war. In der neuen Wohnung lag er nächtelang wach, begann zu grübeln, konnte sich nicht mehr freuen, begann sich selbst und auch die verstorbene Ehefrau, von der er sich nun verlassen fühlte, anzuklagen und entwickelte Suizidideen. Über diese drängenden Suizidideen sprach er mit seinem Hausarzt, der dann die stationäre Behandlung wegen befürchteter Suizidalität empfahl. Für diesen Patienten lag der Unterschied zwischen Trauer und Depression darin, dass er in der Trauer »lebensfähig« blieb, während er den Zustand der Depression als »Nicht-Trauer« bezeichnete, als Lähmung seiner geistigen Funktionen, seiner Kommunikationsfähigkeit, als Minderung seiner Stimmung, seiner Fähigkeit, Gefühle empfinden zu können, sowie als Beeinträchtigung seiner körperlichen Funktionsfähigkeit. ▫

Dieses Beispiel zeigt erneut den Unterschied zwischen Trauer und schwerer Depression. Es veranschaulicht, dass eine hohe Belastung nicht immer zu einem depressionsauslösenden Faktor werden muss.

BEISPIEL Eine 64-jährige ehemalige Krankenschwester, schon mehrfach in ihrem Leben an einer phasenhaften Depression erkrankt, verlor plötzlich ihren zehn Jahre älteren, bis dahin körperlich sehr gesunden Ehemann durch einen Herzinfarkt. Erst ein Vierteljahr vorher war sie aus stationärer Behandlung entlassen worden; sie hatte an einer wahnhaft ausgeprägten, schweren Depression gelitten. Obwohl sie allein mit dem Todesfall zurechtkommen musste – sie war weiterhin in ambulanter psychiatrisch-psychotherapeutischer Behandlung, die Tochter lebte im Ausland –, überstand sie diese Trauerzeit sehr gut. Sie betete und konnte abends vor dem Einschlafen mit ihrem verstorbenen Mann im Sinne eines inneren Dialogs reden, was ihr zu Ruhe verhalf. Sie fühlte sich traurig, zeitweise auch angestrengt und erschöpft, jedoch nach eigener Formulierung »nicht depressiv«. Etwa ein halbes Jahr später litt sie an Zwölffingerdarmgeschwüren, die zu einer Behandlung mit Antbiotika führten. Bereits nach einer Woche verspürte sie Unruhezustände, bekam Schlafstörungen, begann zu grübeln, entwickelte Schuldideen,

Versagensideen und die Stimmung wurde immer bedrückter.
Dies fiel auch der Freundin auf, die die Patientin schließlich als
Notfall in stationäre Behandlung brachte. Hier lag ein agitiert-
ängstliches depressives Syndrom vor, diesmal ohne Wahnsymptomatik, jedoch mit beginnender kognitiver Einengung, mit Gedanken von Schuld und zunehmend auch von Suizidideen. Das
alles wurde durch die körperliche Erkrankung und deren Behandlung ausgelöst. ◻

Das folgende Beispiel soll die komplexen Zusammenhänge
von Überforderung, Entlastung, Wertgefühl und Depression
zeigen. In beiden auslösenden Situationen geht es um den Verlust des Selbstwertgefühls.

BEISPIEL Eine 46-jährige Lehrerin, allein lebend, zwei erwachsene
Kinder, fühlt sich durch den Einsatz als »mobile Reserve« in der
Schule zunehmend überlastet. Die Betreuung einer fast nur aus
ausländischen Schülern bestehenden Klasse führt dazu, dass sie
ständig die Erfahrung macht, an etwas zu scheitern. Die Kollegen spotten darüber, dass auch sie, die als eine der besten und
leidenschaftlichsten Lehrerinnen gilt, diese pädagogische He-
rausforderung »nicht geschafft« habe. Vom Hausarzt wird sie
krankgeschrieben und kommt schließlich sogar zu einer stationären Behandlung in eine psychiatrische Klinik. Dort wird ein
ausgeprägtes gehemmt-apathisches depressives Syndrom mit
durchgehender Herabgestimmtheit, mit Rückzug und Antriebslosigkeit, mit Vernachlässigung der eigenen Person und des
Haushalts diagnostiziert. Die stationäre Behandlung im De-
pressionszentrum dauert acht Wochen, bei der Entlassung ist eine sogenannte Restsymptomatik vorhanden. Die Patientin wird
entgegen einer Absprache, sie gestuft wiedereinzugliedern, sofort voll eingesetzt und ist nach zwei Wochen wieder überfor-

dert. Sie wird abermals krankgeschrieben und wieder stationär aufgenommen. Jetzt kommt es zwar erneut zur Symptomverbesserung, aber vom Beruf fühlt sie sich schon nach kurzer Dauer wieder völlig überfordert, was zum vorzeitigen Ruhestand wegen Dienstunfähigkeit führt. Doch die Patientin sieht sich nicht als entlastet an, im Gegenteil: Es kommt zu einer abermaligen depressiven Symptomatik. Der Verlust des Lebenskonzepts, die Therapie ist einstweilen von der drohenden Vereinsamung und dem Gefühl der Wertlosigkeit geprägt. ◻

Eine Depression ist der Verlust der Leidens- und der Lebensfähigkeit; man kann keine Gefühle mehr empfinden, selbst Leid ist nicht mehr spürbar. »Depression ist Erstarrtheit«, »erstarrte Tränen«, wie es manche Patienten bezeichnen. Man werde »autistisch«, nannte es ein anderer, könne keine Gefühle mehr haben und auch die Zukunft nicht mehr sehen. Damit wird Depression zu einer Krankheit, die existenziell bedrohlich ist. Erst das Wiederbeleben der Gefühle, die Auflösung der inneren Erstarrung, etwa wieder weinen zu können, sind der Beginn einer »seelischen Wiederbelebung« eines depressiv kranken Menschen.

Das Symptom »Traurigkeit«, oder besser gesagt das Gefühl, traurig zu sein, gehört also zur normalen menschlichen Befindlichkeit, kommt bei vielen Befindlichkeitsstörungen vor und kann auch bei einer Depression auftreten.

Von einer »depressiven Episode« oder einem »depressiven Syndrom« spricht man dann, wenn eine *regelhafte Kombination von Symptomen* aus den folgenden Bereichen beobachtbar ist:

◻ Affektivität (Stimmungen, Gefühle und Ängste)
◻ Denken (depressive Denkinhalte und Einstellungen)

◘ Antriebslage und Psychomotorik (Lust- und Antriebslosigkeit, Interessenlosigkeit, innere und äußere Unruhe, innere
und äußere Gehemmtheit)

◘ vegetative Störungen (Schlafstörungen, Appetitstörungen,
Libidostörungen, Leibgefühlsstörungen, Daniederliegen der
gesamten Vitalität)

◘ Kognitive Störungen (Konzentrations- und Merkstörungen)

Ein derartiges depressives Syndrom ist zentraler Bestandteil der
primären affektiven Erkrankung, kann aber auch bei anderen
psychischen oder bei körperlichen Erkrankungen auftreten,
etwa nach schweren operativen Eingriffen oder schweren Un-
falltraumata, nach einem Herzinfarkt oder bei chronischen
körperlichen Erkrankungen, nach einer zerebralen Durchblu-
tungsstörung, nach einem sog. Schlaganfall, nach Morbus Parkinson, Diabetes mellitus oder nach der Diagnose einer Krebs-
erkrankung. Eine Schilddrüsenunter-, aber auch eine Schild-
drüsenüberfunktion können mit depressiver Antriebslosigkeit
und Herabgestimmtheit bzw. Angst einhergehen, ebenso wie die
sogenannte Wochenbettdepression nach der Geburt eines Kindes. Man nennt dies »somatische Komorbidität« und meint
damit, dass eine Depression zusammen mit einer körperlichen
Erkrankung auftritt. Ähnlich kann es zu depressiven Syndromen umgekehrt auch bei anderen psychischen Störungen kommen (zum Beispiel bei Suchterkrankungen, Angststörungen, bei
somatoformen Störungen, bei Persönlichkeitsstörungen oder
bei der klassischen schizophrenen Psychose). Auch bestimmte
Medikamente können bei bisher psychisch nicht kranken Menschen depressive Verstimmungen auslösen.

Eine depressive Gestimmtheit kann einen »schweren« Verlauf nehmen und hinter anderen Symptomen zurücktreten. Aber

in Anbetracht der Entwicklung antidepressiver Medikamente und der heutigen spezifischen Psychotherapie- und Soziotherapieverfahren gibt es im ambulanten, aber auch im stationären psychiatrisch-psychotherapeutischen Bereich gute Diagnose- und Behandlungsmöglichkeiten. Man braucht also heute »Depression« nicht mit »Hoffnungslosigkeit« oder »Hilflosigkeit« gleichzusetzen. Man muss heute keine Depression mehr leidend bis hin zur Selbstgefährdung durchstehen. Der depressiv kranke Mensch hat Anspruch auf eine adäquate, fachkompetente Behandlung und auf Hilfe. Dieses Angebot müssen depressiv Kranke und ihre Angehörigen bei ihrem Hausarzt, ihrem Nervenarzt oder Psychiater, bei ihrem ärztlichen oder psychologischen Psychotherapeuten, bei einem Sozialpsychiatrischen Dienst, einer Beratungsstelle in unserem Gesundheitssystem einfordern. Da die Betroffenen selbst das oft nicht tun können, sind hier Angehörige besonders gefordert, jedenfalls in einem ersten Schritt und später auch begleitend.

MERKE Angehörige übernehmen bei depressiv Erkrankten oft eine bedeutende Rolle. Dennoch ist es wichtig, dass Angehörige selbst psychisch gesund bleiben und sich nicht ausschließlich im Bannkreis der Depression bewegen.

Leidensdruck

Im Gespräch mit depressiv kranken Menschen fällt als Erstes ein *großer Leidensdruck* auf. Dieser ist zu spüren oder bereits äußerlich sichtbar. Fragt man depressiv Kranke nach ihrem aktuellen Befinden, löst man zuweilen eine Welle von depressivängstlichen Klagen aus. Sie sind häufig mit Weinanfällen verbunden, die von außen schwer zu unterbrechen sind: Man spürt, dass der depressiv Kranke unter einem großen Leidensdruck steht, sich aber durchaus äußern und seine Klage formulieren möchte. Oder man merkt sehr rasch, dass man immer wieder nachfragen muss, weil der Depressive im Gespräch eine Aufforderung von außen und einen Fremdantrieb braucht, um seine sehr kurzen, häufig inhaltsarmen Sätze zu formulieren.

Einige typische Fragen zur Erhebung der Symptomatik sind hilfreich: Kann sich der Patient überhaupt noch über etwas freuen? Kann er noch weinen oder andere Gefühle empfinden? Kann er noch schlafen, wacht er erholt auf oder ist der Schlafrhythmus gestört? Möchte er sich am liebsten den ganzen Tag ins Bett zurückziehen? Sind Befindlichkeit und Antrieb morgens am meisten gestört? Gibt es große Tagesschwankungen in den Gefühlen? Quält er sich mit Suizidgedanken, mit dem Wunsch, lieber tot sein zu wollen? Haben Appetit, Gewicht, Sexualität, überhaupt Genussfähigkeit und die Lust auf irgendetwas abgenommen? Grübelt er nur noch und ist zu sonst nichts mehr in der Lage, auch nicht mehr dazu, sich gedanklich abzulenken?

BEISPIEL Ein knapp 50-jähriger Patient schildert mit leiser Stimme und mehrfach schwer schnaufend sein depressives Zustandsbild: »Seit Weihnachten hat sich alles verschlechtert. Da war es noch nicht so, es gab nur Anzeichen wie etwas Kopfdruck. Nach Neujahr ist es immer schlimmer geworden, nur abends wird es immer besser. Der Schlaf ist nachts schlecht, ich kann schlecht einschlafen, wache oft auf, muss mich dann hin und her wälzen und um drei Uhr morgens ist schon Schluss mit der Nacht ... Der Humor ist gar nichts zurzeit, ablenken geht nicht, ich kann auch keine anderen Gedanken fassen, es kommt einfach nichts mehr klar aus dem Kopf heraus, ich kann mich nicht konzentrieren, kann auch nicht weinen, alles ist gleich.«

Der Erstkontakt findet im Januar statt. Seit Oktober des vergangenen Jahres ist der Patient arbeitslos, hat jetzt aber wieder Arbeit in Aussicht, allerdings erst im Frühjahr. Das jetzige Zustandsbild habe begonnen im Sommer des vergangenen Jahres, und zwar im Anschluss an eine schwere Sommergrippe mit anschließender Erholungsbedürftigkeit. Auf Nachfragen sagt er: »Gedanken, mich umzubringen, habe ich durchaus ab und zu, aber die Familie hält mich. Appetit habe ich keinen, ich muss mich zwingen, habe fünf Kilogramm abgenommen. Seit Heiligabend nun Kopfdruck und Schlaflosigkeit.« Zwischendurch gebe es ganz kurz wieder Gedanken von Hoffnung, aber das halte nicht lang an. Richtige Unterhaltungen könne er nicht mehr führen. Früher sei er ein so lustiger Mensch gewesen. Jetzt habe er Angst vor den Leuten, er schäme sich, möchte niemanden sehen, habe ein beklemmendes Gefühl ums Herz herum. Gegen Abend fühle er sich manchmal ein oder zwei Stunden leichter, da sei die Verzweiflung weniger. ◻

Der Patient schildert ein typisches depressives Syndrom, vorwiegend mit einer gehemmt-apathischen Symptomatik, das erstmals im Zusammenhang mit Arbeitslosigkeit (erwartete Kündigung wegen Verschlechterung am Arbeitsmarkt) und einer schweren Sommergrippe mit entsprechenden körperlichen Folgen aufgetreten ist.

BEISPIEL Eine 39-jährige Patientin, verheiratet, zwei schulpflichtige Kinder, Hausfrau, kommt notfallmäßig zu einer ambulanten psychiatrisch-psychotherapeutischen Untersuchung. Sie ist unruhig, kann kaum auf dem Stuhl sitzen und berichtet, unter »quälender innerer Unruhe« zu leiden, die immer dann auftrete, wenn sie Gedanken daran habe, was sie doch eigentlich als Mutter, als Hausfrau, als Ehefrau für Pflichten habe und tun müsse. Der Ehemann, in einer leitenden Funktion in einem großen Betrieb als Ingenieur tätig, erwartet von seiner Frau, dass sie perfekt funktioniert. Und dazu gehört auch die Versorgung der alten, körperlich hinfälligen und zunehmend geistig verwirrten Mutter. Zur Auslösung des jetzigen depressiven Zustandsbildes kam es, als die jüngere der beiden schulpflichtigen Töchter nicht mehr in die Schule gehen wollte, sich ins Bett zurückzog und »trotzig« wurde. Morgens erwacht die Patientin nach einem insgesamt sehr flachen und nicht erholsamen Schlaf gegen fünf Uhr, damit zwei Stunden früher als üblich, fühlt sich sofort sehr gequält und unruhig, muss aufstehen, um den Ehemann nicht durch ihr Hin-und-her-Wälzen aufzuwecken. Sie leidet dann sehr stark unter Ängsten, Engegefühlen im Brustkorb und im Kopf sowie unter innerer Getriebenheit, wobei sie sich nur durch Haushaltstätigkeit noch etwas ablenken kann. Sie ist sehr klagend, dabei in der Stimme piepsig, und wiederholt dauernd »Ich muss doch«, »Ich sollte doch« usw. Es handelt sich um die erste depressive Episode, hier im Zusammenhang mit einer familiären Belastung, wobei ein agitiert-ängstliches depressives Syndrom mit ausgeprägter Klagsamkeit und zunehmender Suizidalität vorherrscht. ◻

Der Mann im folgenden Beispiel hat bereits Depressionserfahrungen.

BEISPIEL Ein 59-jähriger Mann, der früher schon einmal wegen einer depressiven Episode in Behandlung war, damals zusätzlich unter Alkoholmissbrauch litt, berichtet, er sei in der jetzigen akuten Krise »wieder im Loch«. Überall fallen ihm kleine Mängel in der Wohnung auf: »Klingelsprechanlage kaputt, Kachelofen gesprungen« usw., worauf er sofort »unten mit der Stimmung« sei. Er müsse nur noch grübeln, »kann an nichts anderes denken«, könne nicht abschalten und werde davon innerlich unruhig. Schlafen könne er noch. Die Stimmung sei nicht die schlechteste, aber der Antrieb, da herrsche nur noch Desinteresse. Er müsse sich zu allem zwingen. Früher, in seiner ersten depressiven Episode habe er jede Unannehmlichkeit, jedes Tief mit Alkohol zugeschüttet, aber auch das habe diesmal nicht geholfen. Der Mann berichtet, dass er als Kind schon depressiv gewesen sei und die Mutter gesagt habe: »Du gerätst aus der Art, du bist schwermütig.« Deswegen habe er früher einmal einen Suizidversuch unternommen, aber Gott sei Dank überlebt. »Ich habe wenig Antrieb und bin nicht belastbar, morgens muss ich mich zwingen, die Stimmung ist zwar nicht so schlecht, eher durchschnittlich, aber körperlich bin ich fertig.« Seit einigen Monaten sei er in dem »Loch« und »es geht nichts mehr«. Diese Löcher seien schon immer da gewesen, außerdem »Ängste, diffuse Angst, Ängstlichkeit. Das ist die Vorangst, die Angst auf Vorrat«, die er sich mache. »Die Beklemmungen in der Brust, wie mir die Luft wegbleibt, wie ein Ring um die Brust, die traurige Stimmung, das Gefühl der Hoffnungslosigkeit, der Verzweiflung. Mit dem Glauben bin ich auch verzweifelt, habe mich immer mehr von Gott entfernt, fühle mich entfernt, beten hilft nichts.« Auch habe er Todessehnsucht, wolle so nicht mehr leben, aber keine konkreten Suizidabsichten. Suizidgedanken werden angegeben, aber eine »Verwirklichung kommt bei mir nicht infrage. Eher der Gedanke, scheiß die Welt an.« Er meint, dass er Hand an sich legen würde, so weit käme es nie, er denke halt daran, aber er sei nicht fähig, so etwas zu tun. ◻

Betrachtet man die Symptomatik im Einzelnen, so findet sich als Basis eines depressiven Syndroms ein insgesamt reduziertes Lebensgefühl:

- ◻ depressive Herabgestimmtheit, Freudlosigkeit, Nichtweinenkönnen
- ◻ Ängste, Panikzustände
- ◻ Interesselosigkeit, Lustlosigkeit, Antriebslosigkeit
- ◻ Grübeln, Gedankenkreisen, Denkhemmung
- ◻ Gedanken von Insuffizienz, Wertlosigkeit, Schuld
- ◻ Sorge, Einengung, Wahn
- ◻ Hoffnungslosigkeit, Hilflosigkeit, Suizidalität
- ◻ psychomotorische Agitiertheit bzw. Hemmung
- ◻ Schlafstörungen, Morgentief
- ◻ sexuelle Störungen
- ◻ Appetitstörungen
- ◻ Körpergefühlstörungen
- ◻ saisonale Schwankungen, Tagesschwankungen
- ◻ Rückzug
- ◻ Klagsamkeit, appellativ, vorwurfsvoll, negativistisch

Die depressive Herabgestimmtheit, die für den Betroffenen selbst und auch für Außenstehende schwer zu erfassen und zu beschreiben ist, vor allem je tiefer und von äußeren Einflüssen unabhängiger sie erlebt wird, führt zu einer gefühlsmäßigen Erstarrung, zu Freudlosigkeit und zur Unfähigkeit, überhaupt Gefühle empfinden und äußern zu können.

Die Umwelt depressiv Kranker erlebt schmerzhaft, dass keine warmen emotionalen Schwingungen vorhanden sind. Depressive Mütter leiden unter der emotionalen Distanz zu ihren Kindern und umgekehrt diese unter der Unfähigkeit der Mütter, emotional auf sie einzugehen. Blühendes Lebensgefühl in der Natur, ein schöner warmer Sommertag löst beim zutiefst Depressiven eher das Gefühl des Eingeengtseins, des Nichtverstandenwerdens, des Nichtkönnens (in dem Bewusstsein, was man alles tun könnte), des Isoliertseins, der Vereinsamung aus. Betroffene sprechen von Freudlosigkeit, davon, nicht traurig sein und nicht weinen zu können, von dem Gefühl der inneren Erstarrtheit. Dabei bedeutet das Wiederauftreten der Fähigkeit zum Weinen oftmals bereits eine emotionale Lockerung der inneren Erstarrung. Häufig werden auch Angstzustände erwähnt, meist im Sinne der Sorge vor den Anforderungen des Tages, die bewältigt werden müssen und die im Rahmen der Unzulänglichkeitsgefühle übergroß und kaum bewältigbar zu sein scheinen.

Auch werden Panikattacken beschrieben oder phobische Störungen, das heißt, situationsbezogene Ängste werden in der Depression aktiviert.

Es ist schwierig, für diese depressive Herabgestimmtheit überhaupt Worte zu finden. Eine Patientin hat davon gesprochen, dass sie auf die vielen Fragen ihrer Umgebung, was denn bei ihr eine Depression sei, auch nichts anderes sagen könne, als dass sie eben »depressiv« sei. Sie habe kein Wort dafür.

Weitere Fallbeispiele, die das depressive Erleben schildern:

BEISPIEL Ein 39-jähriger Lehrer, verheiratet, Vater zweier Kinder, die gerade kurz vor dem Abitur stehen, wird erstmals depressiv. Dies geschieht im Anschluss an eine Auseinandersetzung mit dem Landratsamt wegen der Renovierung eines alten Hauses, dessen Grundstück mit Altlasten einer chemischen Fabrik belastet ist, die es bereits seit mehreren Jahrzehnten nicht mehr gibt. Weil er selbst aus der »unteren Schicht« stamme und bereits in der Schule schon gesehen habe, wie schwer es sei, sich hochzukämpfen, habe er mit seiner Frau den »Traum vom Haus« entwickelt, ein Haus mit einem eigenen Stil, an dem er selbst viel gemacht habe. Dabei erinnert er sich auch, dass er dem Wunsch seiner Frau entsprechend die Kinder nicht katholisch, sondern evangelisch habe taufen lassen. Hier habe er sich gegen die eigenen Eltern durchsetzen müssen, er könne sich doch nicht von seinen Eltern sagen lassen, wen er heirate und was seine Kinder glauben sollen.

In die ganze Angelegenheit mit dem Haus habe er sich stark hineingegrübelt. Das belaste ihn, er verspüre Schuldgefühle, obwohl er doch gar nichts damit zu tun habe. Er empfinde Angstzustände und Versagensgefühle, dass es mit dem Haus nun nicht klappe. Seit Monaten kämpfe er innerlich mit sich und er könne sich an gar nichts mehr freuen. Er sei nicht mehr aufzuheitern, »wenn jemand so sensibel ist wie ich, da vergeht kein Tag, wo man sich nicht Sorgen machen muss«. Auch die Natur könne ihn nicht mehr erfreuen, sein Segelboot nicht und es lenke ihn auch nicht mehr der schöne Garten ab. Und weiter: »Wenn ich an etwas Negatives denke, dann denke ich immer, ich habe das verursacht. Wenn mein Sohn verunglücken würde, dann würde ich mich schuldig fühlen. Und wenn ich schlecht denke, dann bin ich ein Unmensch.« Und noch einmal zu seinen Gefühlen und Stimmungen:»Irgendwie habe ich mein Gefühlsleben nicht im Griff. Ich habe Angst in Bezug auf alles, was kommt, jetzt bezüglich des Urlaubs, dann werde ich zögerlich, fühle mich müde, erschlagen, und ich freue mich auf nichts mehr, nicht mehr auf das Essen, auch Alkohol schmeckt mir nicht mehr, die Bergtour freut mich nicht, ich habe sogar Angst, ich werde nicht mehr glücklich. Der Hals ist mir zugeschnürt, eigentlich will ich nur noch Ruhe und spüre auch die körperliche Müdigkeit und Kraftlosigkeit.«

Wenn er schließlich für alles zu müde sei, dann schlafe er sehr viel. Vor kurzem sei er dann auf die Idee gekommen, dass er vielleicht eine Pilzerkrankung habe, daraufhin habe er sich von oben bis unten untersuchen lassen. Aber es fand sich nichts. Dann er habe in sich hineingegrübelt, warum er denn so depressiv sei. Die Blutfettwerte seien erhöht, die Achillessehne tue ihm weh, er fühle sich körperlich schlecht, er habe Kopfweh, vormittags sei ihm immer schlecht. Er sei dann wieder zum Internisten gegangen, und der habe von einer abklingenden Infektion gesprochen; er selbst meine, das Übelkeitsgefühl entspreche eher einer mäßigen Grippe. ▫

BEISPIEL Eine 52-jährige Patientin, verheiratet, drei erwachsene Kinder, die längst aus dem Haus sind, fühlt sich innerlich leer, ohne Aufgabe, während der Ehemann an einer Fachhochschule eine gut angesehene Stellung hat. Der Haushalt allein ist ihr zu wenig. Es entsteht eine depressive Symptomatik.»Mir geht es zurzeit sehr schlecht, ich verfalle in Depressionen, bis zu dreimal am Tag, ohne dass ich etwas dagegen tun kann. Meine Eltern waren schlechte Vorbilder«, meint sie, »die haben nicht normale Gefühle gezeigt. Die Mutter hatte Angst vor dem Vater. Ich habe nicht gelernt, wie man miteinander umgeht. Ich habe nie etwas zu Ende gemacht, alles ist zu Hause von den Eltern heruntergemacht worden. Wenn ich ohne Inhalt bin, habe ich Trauer. Ich habe das Abitur nicht gemacht, habe keinen Beruf. Ich meine immer, ich habe nichts getaugt, und davon bekomme ich Depressionen. Meine Tochter hat ihre Assessorenprüfung ausgezeichnet bestanden, ich habe nichts vorzuweisen, ich fühle nur Leere in mir. Das Leben bedroht mich. Nur wenn jemand kommt, dann geht es mir besser, weil ich alleine nichts mit mir anfangen kann. Wenn jemand kommt, dann kann ich Rollen spielen.« ▫

Die Frau berichtet, sie werde mit ihrem täglichen Leben nicht fertig und hoffe auf Hilfe. Sie tue sich schwer daheim, sie denke zu viel nach. Wenn sie von außen verletzt werde, dann gehe es bis tief in sie hinein, sie falle dann in eine Verzweiflung. Sie spüre eine »innere Not«, das fühle sich an wie eine »Operation ohne Narkose«. »Wenn ich mich schmerzlos töten könnte, würde ich das tun, aber ich will nicht tot sein, halte aber auch diesen Zustand nicht aus.«

BEISPIEL Ein 46-jähriger Lehrer berichtet, er sei verzweifelt, stehe ständig unter Druck und habe immer Angst, etwas nicht zu schaffen. Die Stimmung sei eine völlige Gleichgültigkeit, er grüble manchmal einfach vor sich hin, wisse nachher aber oft nicht einmal, was ihm durch den Kopf gegangen sei, er habe den Eindruck, es spreche ihn gar nichts mehr an, er sei lustlos, könne auch nicht weinen und tue alles ohne ein echtes Gefühl. Er habe derzeit wenig Hoffnung und den Eindruck, dass es immer eher schlechter als besser werde.

Nach einem Autounfall – der Patient war aufgrund einer Herz-attacke von der Straße abgekommen, kam ins Krankenhaus und wurde dann wegen einer schweren Depression in ambulante psychiatrisch-psychotherapeutische Behandlung überwiesen – sei es immer mehr bergab gegangen. Die Angst, »ich schaffe es nicht mehr«, sei aufgetreten. »Meine Grundstimmung ist eine pessimistische«, er traue sich nicht mehr hinaus, auch nicht mehr, Auto zu fahren, fühle sich in allen Dingen unsicher, könne sich nicht mehr konzentrieren, wobei er jedoch dauernd etwas tue, um sich in Gedanken abzulenken. »Ich lese etwas und habe eine Assoziation dazu, die ist meist negativ und so lenkt mich das auch nicht ab.« Die Konzentrationsfähigkeit fehle, alles sei sehr anstrengend und führe zu einem Druck im Kopf und zu Spannungszuständen. Alles koste ihn sehr viel Kraft, er habe keinen Antrieb, würde sich am liebsten zurückziehen, sei dann aber seinem Denken und Grübeln ausgeliefert. Er komme sich dauernd als Versager vor, sowohl den Eltern als auch seiner ei-genen Familie gegenüber, habe nur noch negative Einstellungen im Kopf und sei dann auch entscheidungsunfähig.

»Ich weiß nicht weiter, nicht im Sinne von Suizidgedanken, son-dern überhaupt. Suizid ist kein Thema für mich.« Er komme früh nicht aus dem Bett, fühle sich dann unter Druck, spüre schon diesen Druck im Kopf ansteigen und lege sich gleich nach dem Frühstück wieder hin, erst nachmittags gehe es besser. Er habe immer so negative Gedanken, dabei sei er einer der Besten im Studium gewesen, habe immer alles auf das Wesentliche re-duzieren können, sei sehr leistungsorientiert gewesen. »Aber das Soziale hat mir gefehlt.« Ein kleines bisschen Hoffnung ha-be er schon, aber das sei nicht viel. Er habe so viele Erinnerun-gen an frühere Zeiten, das bedränge ihn fast, er könne sich deswegen nicht konzentrieren, er sei nicht bei der Sache. Er grüble über »Ursachen« nach. Es sei für ihn so, als habe er seit mehr als einem Jahr nichts mehr getan, in der Arbeit habe er zu viel Zeit zum Grübeln gehabt. In der Familie merke er, dass er über die Jahre hinweg in der Erziehung der Söhne keine Rolle gespielt habe. In dieses »Dilemma« habe er sich so hineingesteigert, dass er an gar nichts anderes mehr denken könne. Der Unfall selbst belaste ihn eigentlich gar nicht so sehr, das sei halt passiert, wichtig sei jetzt, dass es ihm wieder besser gehe. ◻

In der Symptomatik, die wir hier an mehreren Beispielen geschildert haben, wird die *Komplexität der innerseelischen Abläufe* bei der Depression deutlich. Die zentrale Störung ist die »Herabgestimmtheit«. Karl Jaspers hat als Kern der Depression eine »tiefe Traurigkeit« und eine »Hemmung allen seelischen Geschehens« bezeichnet. Dabei hat die melancholisch-depressive Herabgestimmtheit eine ganz eigene und eigenartige Qualität. Eine Ablenkbarkeit durch Außenreize, etwa durch einen schönen Sommertag oder durch »Zuwendung«, ein gefühlsmäßiges Mitschwingen des Betroffenen tritt in einer tiefen Depression nicht mehr ein. Er ist nicht mehr in der Lage, zu reagieren oder sich gar besser zu fühlen.

▄▄ Fühlen

Die spezifische Natur der depressiven »Herabgestimmtheit« ist bis heute nicht geklärt, weswegen sie von Walter Schulte als »erlebte Leblosigkeit« oder als »Nichttraurigseinkönnen«, von Hans Jörg Weitbrecht als »erlebte Freudlosigkeit« oder von Kurt Schneider als »vitale Traurigkeit« bezeichnet wurde. Deutlich wird darin, dass es für diese Art Herabgestimmtheit eigentlich kein richtiges Wort gibt. Es ist dieses bittere Gefühl, dass man von sich selbst abgetrennt ist. Es ist das Gefühl des emotionalen »Heimatverlustes«, wie es eine Patientin einmal nannte. Das zeigt sich nicht nur in der Beziehung zur eigenen Person, sondern eben auch in der Beziehung zum Umfeld und zur eigenen Vergangenheit. Menschen mit depressiven Erfahrungen können, wenn sich ihre Erkrankung bessert, sehr präzise benennen, dass oder ob und wie weit es mit ihrer Gestimmtheit bereits besser ist; und man sollte das sehr ernst nehmen. Im ausklingenden Teil einer depressiven Erkrankung äußern Patienten häufig, dass es zwar »besser« sei, jedoch sei die Stimmung noch nicht wieder so richtig gut. Sie seien nicht mehr so »tief« oder so verzweifelt oder sie seien auch nicht mehr so »gefühlsarm«, aber sie könnten sich »noch nicht so richtig freuen«, sie fühlten sich noch emotional abgeschlossen und »von der Welt wie durch eine Glaswand getrennt«, wie es eine Patientin nannte. Oft ist damit auch noch eine eingeschränkte Genussfähigkeit verbunden, beispielsweise was Appetit auf Essen und Trinken, was Libido und sexuelle Lust, was die Freude an Beschäftigung oder Freizeit anbelangt. Es sei ein »hoffnungsvoller Streifen am Horizont«, nachdem ihn über Monate nichts mehr angesprochen oder bewegt hatte, bezeichnete es ein knapp 50-jähriger leitender Bankier, der sich mit einer gehemmt-apathischen depressiven Erkrankung quälte.

In einer derartigen Situation ist meist auch der Antrieb, sind die Lust und das Interesse an Beziehung, Arbeit, Umfeld und Welt überhaupt noch reduziert, wenngleich unter Vorgabe äußerer, strenger, schützender Rahmenbedingungen die Arbeitsfähigkeit bereits gegeben ist; dann allerdings ohne die sonst vielleicht bekannte Dynamik und Kreativität und immer sehr rasch

an der Grenze zur Überforderung. Dies kann schnell mit Schuldgefühlen einhergehen, weil man eben wieder versagt habe und
sich darin die eigene Selbstentwertung bzw. das Minderwertigkeitsgefühl bestätige. Dabei ist dies schlichtweg eine von außen
verursachte Überforderung der noch eingeschränkten Leistungsfähigkeit.

BEISPIEL Ein 38-jähriger Lehrer, bereits mehrfach depressiv erkrankt, berichtet, am schlimmsten sei für ihn das morgendliche
Aufwachen. Er sei nicht entspannt, nicht erholt, der Druck auf
den Brustkorb sei sofort da, er bekomme Angst und Panik vor
dem, was anlaufe, vor dem Tag, ob er es schaffe, was passiere,
wenn »ich wieder ins Loch falle«. Er habe immer das Bedürfnis,
sich zu verstecken. Den Tagesrhythmus in der Schule halte er
durch, merke aber sehr stark seinen Wunsch, sich zurückzuzie-
hen, und spüre auftretende Minderwertigkeitsgedanken. Er sei
als Lehrer sehr beliebt, aber dann komme immer die Entwertung. Er sei den ganzen Tag bedrückt, leide unter unterschiedlichen Spannungen und könne sich gerade noch zusammenneh-
men, um den Unterricht durchzuziehen. »Suizidgedanken habe
ich schon ein paar Mal gehabt, aber ich habe erlebt, dass es auf-
hört, habe erlebt, dass die Depression ein Teil meines Lebens ist,
sie gehört zu meiner Person. Manchmal versuche ich es auch
vom Glauben her zu bewältigen.« ▫

Das Erleben der Depression kann durchaus verschieden
sein. Eine Patientin, mehrfach depressiv erkrankt, beschrieb das
so: »Diesmal ist es das Weinerliche, das mich dauernd quält. Ich
könnte dauernd weinen, auch wenn mir nicht danach ist. Alles
spricht mich an, übermäßig, ob es jetzt die Natur ist, ob es ein to-
ter Vogel auf der Straße ist, ob es eine schlimme Nachricht im
Fernseher ist.«

Die depressive Herabgestimmtheit ist ein seltsames Phänomen, das sich als Entleerung des Menschen von Emotionalität
bzw. Affektivität beschreiben lässt und für den Außenstehenden
nicht nachvollziehbar erscheint. Es ist mehr als Trauer, oder umgekehrt gesagt, es ist sehr viel weniger, denn Trauer als Gefühl ist
nicht mehr möglich, sondern es geht nur noch um »Leere«-Ge-
fühle. Jemand hat dies einmal mit einem Stausee verglichen, der
bis auf ganz wenige Pfützen abgelassen wurde; von außen ahnt
man noch, dass hier einmal sehr viel klares, frisches, lebendiges
Wasser war, in dem die Wellen schlagen und sich bewegten, das
Lebewesen Nahrung und Raum geben konnte, sich jetzt jedoch
entvölkert und leer darstellt. Die Frage, ob sich der Vorgang der
Besserung einer Depression subjektiv so beschreiben lässt, als
würde ein leerer Stausee wieder aufgefüllt, mögen die Betroffenen selbst beantworten.

Es gibt auch depressiv kranke Menschen, die mit dieser depressiven Herabgestimmtheit – möglicherweise wenn nicht so
tief ausgeprägt – besser umgehen können. Vor allem depressiv
kranken Menschen im höheren Lebensalter wird zugeschrieben,
und sie selbst beschreiben es auch so, dass die Herabgestimmtheit eher im Hintergrund des Zustandsbildes angesiedelt ist. Dadurch erfährt man, wenn man nicht direkt danach fragt, häufig
weniger etwas von der Störung der Gestimmtheit, sondern eher
etwas von der Klage (z. B. über Leistungsunfähigkeit, körperliche Störungen, Begrenztheit der eigenen Möglichkeiten usw.).
Hier scheint sich je nach Alter eine Verschiebung im Symptombild und möglicherweise auch in der subjektiven Empfindung
bedeutsamer Depressionssymptome abzuzeichnen.

Möglicherweise sind zum Beispiel Verhaltensstörungen depressiver Kinder und Jugendlicher eine ähnlich altersentspre-

chende Symptomatik, sodass sich das klassische Bild der Depression mit der Störung von Affektivität und Antrieb eher bei den depressiv Kranken des jüngeren und mittleren Erwachsenenalters findet.

Bei den Störungen im Bereich der Affektivität handelt es sich also um eine depressive Herabgestimmtheit bzw. depressive Verstimmung, wobei Letzterer noch eine gewisse *Schwingungsfähigkeit* zugeschrieben wird, auch eine noch bestehende Fähigkeit, sich kommunikativ etwa durch ein »aufgesetztes Lächeln« dem Umfeld anzupassen.

Die sogenannte »smiling depression« gilt dabei als ein gefährliches Zustandsbild. Denn dieses fassadenhafte Lächeln oder Freundlich-Erscheinen, wie man es routinemäßig von Berufsgruppen erwartet, die viel mit anderen Menschen umgehen, kann beim Gegenüber den Eindruck einer geringeren Schwere, eines geringeren Leidens, einer geringeren suizidalen Gefährdung hervorrufen. So sollte man sich von einem »lächelnden Depressiven« nicht täuschen lassen – dies ist selten Absicht. Vielmehr sollte man direkt nachfragen, ob das jetzt wahrgenommene Lächeln der darunter liegenden Gestimmtheit entspricht oder ob es sich um den Versuch einer freundlichen Kommunikation handelt.

Erfahrene Depressive wissen natürlich, dass sie, wenn sie »immer so ein Gesicht machen«, auf Dauer eher weniger Zuwendung, weniger Verständnis und weniger Kommunikation erfahren. Denn für Laien und ungeschulte (auch für das geschulte, aber hier gehört es zur Professionalität!) Personen ist es schwierig, mit einem Menschen, der sich dauernd ablehnend, mürrisch, negativistisch oder pessimistisch verhält, engen und stützenden Kontakt zu pflegen. Dies ist übrigens auch eines der

Argumente dafür, dass für die Behandlung schwer depressiv Kranker am ehesten die Fachleute eingesetzt werden sollten, die auf diese Patientengruppe spezialisiert sind (siehe dazu WOLFERSDORF 1997).

TIPP Es hat keinen Sinn, einem depressiv herabgestimmten Menschen »gute Laune« machen zu wollen, zum Beispiel mit Aufforderungen wie »Schau doch, das gute Wetter, das tut dir doch gut« oder »Spiel doch mit den Enkeln, das muntert dich auf«. Die Erfahrung, das dann eben nicht zu können, verstärkt die Depressivität und die Schuldgefühle eher.

Eine weitere Gruppe depressiv kranker Menschen besteht aus jenen, bei denen die »Melancholie« nicht so sehr im Vordergrund steht. Vielmehr wirken sie in ihrem Denken und in ihrer Gestimmtheit sowie in ihrem Umgang mit der Welt eher »mürrisch« bis »zynisch«. Hier handelt es sich meist um sehr differenzierte Menschen, die eher zu leichteren depressiven Schwankungen neigen und damit »pseudo-intellektuell« umgehen. Gemeint ist der Universitätsprofessor, der seine Vorlesung auf den Abend verlegt, weil er dann »besser drauf ist«, und der sein morgendliches Tief zum Inhalt einer »Philosophie von der schlechten Welt« macht. Es geht also um Menschen, die (noch) über genügend Abwehrmechanismen und Widerstand verfügen, auch über genügend eigene antidepressive Strategien, sich mit der Depression »einzurichten«. Ein lange Jahre und immer wieder depressiv kranker Universitätsprofessor hat dies einmal bezeichnet als »sich einrichten mit der Depression« und konnte sich »ein Leben ohne« schon kaum mehr vorstellen. Dass dies allerdings auf Dauer zu Verbitterung und Zynismus, zu Vereinsamung und Isolation und zum Leiden an einer Erkrankung führt, an der man vielleicht gar nicht leiden müsste, ist offensichtlich.

Nun sei noch auf die sogenannten *chronisch Depressiven* hingewiesen, also auf diejenige Gruppe von Menschen – immerhin in der Literatur mit bis zu 20 Prozent aller Depressiven angegeben –, die sich mit einer »Restsymptomatik«, einer länger andauernden Symptomatik nach einer abgelaufenen Depression einrichten und damit leben müssen. »Dysthymia« wird dies in der ICD-10 genannt, womit ein depressives Zustandsbild gemeint ist, das in leichter bis mittelgradiger (im Einzelfall auch schwerer) Ausprägung über mindestens zwei Jahre anhält. Aber auch hier kann man festhalten, dass Symptombesserungen möglich sind. So wird im Einzelfall zwar keine Arbeitsfähigkeit mehr erreicht, aber ein Leben in der Familie, im engeren und weiteren Umfeld ist durchaus möglich (WOLFERSDORF u. HEINDL 2003; BAUER u. a. 2005).

Immer wieder hört man auch, dass sich derartige Zustandsbilder im Alter »auswachsen« würden. Doch das stimmt nicht; nach heutigem Wissensstand sind depressive Erkrankungen im Alter genauso häufig, genauso schwer ausgeprägt und genauso wiederkehrend. Und sie werden in ihrer Ausprägungsform auch dann, wenn sie im mittleren Lebensalter einsetzten, nicht von selbst schwächer.

Handelt es sich allerdings um einen sogenannten chronischen Verlauf bzw. um eine depressive Erkrankung, bei der eine phasenüberdauernde Restsymptomatik bezüglich Herabgestimmtheit und Antriebsstörung übrig bleibt, dann kann es zu einer gewissen Anpassung im Laufe des Lebens kommen.

MERKE Depressive Herabgestimmtheit ist ein zentrales Symptom und insbesondere bei der schweren Depression nicht durch Aufmunterung, Ablenkung oder Gutzureden behebbar. Sie bessert sich im Laufe der Depressionsbehandlung und ist dann beeinflussbar durch hilfreiche therapeutisch-pflegerische Maßnahmen und Unterstützung durch die Angehörigen oder andere Betroffene.

Ängste

Ängste jeglicher Art gehören zur Depression. Zum einen können depressiv kranke Menschen von einem *erhöhten Angstniveau* geprägt sein, einer Ängstlichkeit, die sie das ganze Leben schon begleitet. Hier wird es sich also eher um ein Strukturmerkmal der Persönlichkeit handeln, häufig mit Selbstzweifeln, Unsicherheit, Entscheidungsunfähigkeit, auch vegetativer Symptomatik verbunden.

Sodann gibt es Ängste, die man eher als »Furcht vor dem Tag, Furcht vor dem, was auf einen zukommt«, verstehen muss, die als Sorgen (also in Gedanken) auch den gesunden Menschen befallen können. *Panikattacken* schließlich, also Anfälle von Angst mit entsprechender vegetativer Symptomatik einschließlich Todesangst, Engegefühl, Herzklopfen usw., die aus heiterem Himmel und ohne äußerlich ersichtlichen Anlass kommen, gibt es beim depressiv Kranken häufig. Früher wurden Panikattacken, wenn sie im Rahmen der Depression auftauchten, auch dieser zugeordnet. Für beides, die Existenz einer eigenen Panikstörung ohne primäre Depressivität und das Auftreten von Panikattacken im Rahmen einer primären Depression, gibt es klinische Beschreibungen und diagnostische Kategorien sowie Behandlungsempfehlungen. Im Klinikjargon spricht man davon, dass man nur lange genug Angst haben müsse, damit man depressiv werde.

Angst ist also etwas, was in der Depression nicht nur häufig auftritt, sondern sogar dazugehört. So wird dem Depressiven mit Wahnsymptomatik, einer besonders schweren depressiven Erkrankung, die Angst vor dem Untergang der eigenen Person und der Welt als ein zentrales psychodynamisches Geschehen zugeschrieben. Dabei herrscht im Stadium des voll ausgebildeten Wahns nicht mehr die Angst vor, beispielsweise schuldig zu werden oder geworden zu sein, sondern die »Gewissheit«, schuldig und der schlechteste Mensch überhaupt zu sein. Der depressiv Kranke empfindet in der tiefsten Ausprägung seines wahnhaften Erlebens keine Angst mehr, sondern denkt und erlebt nur noch in Form der Gewissheit. Für ihn ist alles klar und sicher. Wenn sich das zurückbildet, ist besonders wichtig, dass er wieder die Fähigkeit erlangt, Angst und Zweifel zu empfinden. Damit ist gemeint, dass er sich vom Wahn distanziert und den wahnhaften Inhalt korrigiert. Wichtige Schritte auf dem Weg zur Besserung sind dann, dass es wieder zu einer Angst kommt (und zwar im Sinne von »Angst vor etwas«) und dass der Betroffene wieder fähig ist, in dem Sinne zu zweifeln, dass »etwas möglicherweise auch anders sein könnte«.

MERKE Am häufigsten treten Ängste auf, also die Furcht davor, den Tag nicht bewältigen zu können. Oft löst sich diese Furcht im Verlauf des Tages auf.

Denken

Die Herabgestimmtheit der Depression ist eng verbunden mit dem, was depressiv Kranke denken. Hier geht es zum einen um *formale Abläufe* im Vorgang des Denkens, zum anderen um die *inhaltliche Thematik.*

BEISPIEL Eine 70-jährige Patientin berichtet, dass sie in den letzten beiden Jahren nach dem Tod des Ehemannes »in ein Loch gefallen« sei. Sie ergänzt, sie könne auch nicht mehr richtig gehen, sie habe Schmerzen in den beiden Knien. Das werde nicht besser, und das, wo sie doch früher sehr aktiv gewesen und das gemeinsame Geschäft mit geführt habe. Jetzt habe sie immer Schmerzen und merke, wenn sie früh aufwache und aufstehe, dass sie halt alt geworden sei. Sie schildert sich als eine sehr aktive Frau, die immer leistungsfähig und selbstständig war. Aber nachdem der Ehemann nun nicht mehr im Hintergrund sei, könne sie gar nichts mehr. Die Stimmung sei sehr schlecht, innerlich sei es wie Zittern und Beben; sie müsse sich zu allem zwingen, sei lust- und kraftlos. Alles falle ihr schwer, der Schlaf sei schlecht und sie selbst sei dauernd müde, sie wälze sich im Bett und grüble viel. ▫

Was das Denken angeht, beschreiben Depressive zum einen quälende *Grübelzustände.* Diese würden immer dann besonders stark, wenn äußere Ablenkungs- und Entlastungsmöglichkeiten tatsächlich fehlen, nicht mehr wirksam sind oder nicht erreichbar erscheinen. Es kommt zu einem engen Gedankenkreisen um einen Denkinhalt, der planerisch nicht weiterentwickelt werden kann, an dem man starr hängen bleibt, den man auch nicht aus dem Kopf bekommt und zu dem man im Gespräch auch immer wieder zurückkehrt, sodass es fast den Charakter von Zwangsgedanken annehmen kann.

BEISPIEL Ein 40-jähriger Apotheker berichtete einmal, wenn in der Depression seine Gedanken kreisten, dann komme er immer wieder, ob er wolle oder nicht, auf das Stichwort »Schuld« oder

»Suizid«. Und das seien dann keine sich aufdrängenden Gedanken, sondern er könne es selbst nicht verstehen, seine eigene Logik führe ihn immer wieder dorthin. ▫

Es kann aber auch zu einem Grübeln kommen, das von zahllosen Inhalten erfüllt ist, die sich gleichsam aufdrängen. Es ist nicht sprunghaft oder zerfahren wie beim schizophren Erkrankten, sondern durchaus in sich logisch. Es bewegt sich jedoch in einem negativistischen Bereich. Hier geht es von einem quälenden Gedanken zum anderen, ohne dass der erste abgeschlossen worden wäre. Dieses Phänomen, dass man einer nicht übersteigbaren Gedankenwelt verhaftet bleibt und damit auch zurückbleibt, dass man in dieser Welt eingeschlossen ist, als befinde man sich in einem Hof mit unüberwindbaren Mauern, hat H. Tellenbach (1986) mit den Begriffen »Inkludenz« (Eingeschlossensein) und »Remanenz« (Zurückbleiben) benannt.

Bei anderen Depressiven fällt eine *Verlangsamung ihres Denkens* auf, das wie durch Nebel unscharf, zähflüssig und farblos verläuft und mit einer monotonen Sprache, mit großen Pausen, langsamen Formulierungen und einer inhaltlichen Verarmung einhergeht. Gerade bei Menschen, die in ihrer Berufstätigkeit sehr viel reden müssen, rhetorisch gewandt sind, in ihrer Sprache über einen sehr differenzierten Wortschatz verfügen, fällt dies besonders auf. Die Sätze werden kürzer und es werden immer wieder die gleichen Wörter verwendet, sodass der Außenstehende den Eindruck hat, der Betroffene müsse sich jedes Wort abringen.

Hier ist das Bild der Depression durch *Hemmungsphänomene* gekennzeichnet: depressive Herabgestimmtheit bis zur Gefühllosigkeit und Freudlosigkeit, Verlangsamung des Denkens mit Einengung auf immer wieder gleiche Themen, die in der Sprachmelodie monoton, in der Wortwahl reduziert und vereinfacht, mit verarmter Kreativität dargestellt werden. Hinzu kommen *Antriebslosigkeit*, innerliche *Apathie* sowie häufig auch eine äußerlich gestörte, d. h. reduzierte *Psychomotorik* bis hin zur inneren und äußeren Erstarrtheit, dem sogenannten Stupor.

Fragt man sich, »was Depressive denken« – bei psychisch Kranken vermutet man sehr rasch »Verrücktheit« oder demenzielle Prozesse –, dann muss man als Erstes Folgendes feststellen: Depressiv kranke Menschen denken auch nichts anderes als sogenannte Gesunde. Wenn wir ehrlich zu uns selbst sind, beschäftigen wir uns in Gedanken – in unserem Kulturkreis, vor dem Hintergrund unserer Geschichte und der derzeitigen gesellschaftlichen Situation – meistens mit den folgenden Fragen:

◻ Gesundheit und Leistungsfähigkeit
◻ Attraktivität
◻ Beziehungen
◻ Verpflichtungen
◻ Wertschätzung
◻ Anerkennung im persönlichen und beruflichen Bereich
◻ Existenzsicherung
◻ Einkommens- und Vermögenssituation
◻ beruflicher Status
◻ zukünftige Karriere

In der Beziehung zu anderen Menschen kommen Fragen der Stellung hinzu, in denen es dann wieder um Wertschätzung und Attraktivität für andere geht, sowie Fragen bezüglich der eigenen Biografie und Lebensgeschichte, eventuell Fragen der Spiritualität bzw. Religiosität und Sinnhaftigkeit des eigenen Lebens. Depressiv kranke Menschen denken nichts anderes, aber sie denken anders. Es ist, als würden sie am negativen Pol ihres Denkens, ihrer Selbstbeurteilung verhaften.

Die zentrale Thematik im Denken Depressiver ist immer wieder das *Nichtkönnen*, der Gedanke eigener Unzulänglichkeit, das Zurückbleiben hinter dem eigenen Leistungsanspruch, was zu *Schuldgefühlen* und *Gedanken von Minderwertigkeit* führt. Im nächsten Schritt kommt der Eindruck hinzu, nichts wert zu sein, von niemandem geschätzt zu sein, keinen Wert für andere Menschen zu haben. Sie meinen deswegen auch, nicht geliebt und anerkannt zu werden, überhaupt eigentlich überflüssig zu sein, weil man »nur ein zusätzlicher Esser auf der Welt ist« (Zitat eines depressiv kranken Mannes). Ein schwäbischer Bauer hat dies in seiner schweren Depression einmal typisch mit den Worten beschrieben: »Ich kann nichts, ich bin nichts, keiner mag mich, schuld bin ich auch noch selbst daran, wert bin ich sowieso keinem etwas. Wenn es mich nicht mehr gibt, fällt es sowieso nicht auf, und das Beste wäre es, ich tue mich weg.« (WOLFERSDORF 1996).

So dreht sich das Denken des depressiv kranken Menschen im Wesentlichen um Leistungsunfähigkeit; sie meinen aber zugleich, vieles leisten zu müssen (Schuldgefühl und Scham bis zur Selbstanklage). Das Zurückbleiben hinter einer von sich selbst geforderten Leistung – deren Niveau in den meisten Fällen überhöht ist – erleben sie subjektiv als »Versagen«. Das führt zu *Minderwertigkeits-* und *Wertlosigkeitsideen* (Selbstwertminderung), zu Gedanken, wegen fehlender Leistungsfähigkeit nicht geschätzt und für niemand etwas wert, ja überflüssig zu sein – womit der Weg in die Suizidalität beginnen kann! Dafür fühlt sich der betroffene Mensch auch noch selbst verantwortlich, da er den Normen, die man erfüllen wollte, denen man nachkommen sollte, aus eigener Schuld nicht nachgekommen sei. »Ich sollte doch«, »Ich müsste doch«, »Ich muss mich kümmern« und so ähnlich klingen Formulierungen depressiv kranker Menschen, wenn sie ihren Konflikt beschreiben. Sie befinden sich in einem Spannungsfeld dazwischen, etwas leisten zu sollen und nichts leisten zu können.

Die Herkunft dieses *Zwangs zur Normerfüllung*, der vielen Depressiven wie ein Antreiber im Genick sitzt, können die meisten nur in gemeinsamer biografischer Psychotherapie als »Programm« ihrer Kindheits- und Jugendentwicklung entdecken: »Nur wenn du gut bist, lieben wir dich.« Wer geliebt werden will, muss besser sein, daher die häufig sehr stark überzogenen Leistungsnormen. So muss es zwangsläufig immer wieder zum Scheitern kommen, denn kein Mensch ist lebenslang und ohne Einschränkung leistungsfähig, attraktiv für andere Menschen, wird immer wertgeschätzt. Eine solche Norm führt notwendig zum Scheitern.

Viele Angehörige, die man nach den Leistungsnormen ihres depressiven Partners fragt, lächeln und bezeichnen ihren Partner als »akkurat«, als »300-prozentig«, als »perfektionistisch«, »pedantisch«. Das wäre, »wie wenn ich mit 60 Jahren noch genauso hoch springen wollte wie mit 16 Jahren«, verglich es einmal ein älterer Depressiver. Jedes Zurückbleiben hinter dieser Norm, zum Beispiel »von 130 auf 100 Prozent«, wird bereits als Scheitern erlebt, so als mache man sich an der eigenen Verantwortung schuldig, am eigenen Lebenskonzept, am Umfeld und, wenn es sich um ethisch-religiöse Normen handelt, an Gott und dem eigenen Glauben. Dies wäre dann der direkte Weg in Versündigungs- und Schuldideen. Das Tragische daran ist, dass depressiv kranke Menschen sich so schwertun, neben der rein leistungsbezogenen Wertigkeit ihrer eigenen Person, ihrer Tätigkeit, ihrer Vergangenheit, auch eine Zukunft zu sehen, in der andere Werte, der Mensch an sich, das Geliebtwerden vom Partner oder von den Kindern als mindestens genauso viel wert gelten.

BEISPIEL Ein sehr erfolgreicher, eben weil immer sehr leistungsorientierter Konditor überschrieb mit 65 Jahren sein Geschäft an den Sohn, der geradezu eine jüngere Ausgabe des Vaters darstellte. Von diesem Zeitpunkt an wurde der Pensionär depressiv, stand immer noch nachts zwischen zwei und drei Uhr auf, »konnte« dann aber nicht mehr mitarbeiten. Denn ebendort sei nicht mehr »sein Platz«, obwohl ihn der Sohn immer wieder darum bat. Er zog sich zunehmend zurück, wurde unruhig und klagsam und schließlich depressiv. Sinn und Aufgabe seines Lebens waren verloren gegangen. Aus dieser Gestimmtheit kam er über Jahre hinweg nicht heraus, trotz intensiver Behandlung, trotz Psychopharmakotherapie und Psychotherapie. Es gelang ihm nur sehr mühsam und mit intensiver Unterstützung seiner Ehefrau, dem »Leben als Spaziergänger«, der Besichtigung und Überwachung seiner Fischteiche und seines Waldstückes einen Wert abzugewinnen. »Ich bin die Firma, die Firma ist ich«, das war sein Lebenskonzept gewesen. ▫

BEISPIEL Ein 64-jähriger Leiter eines Forschungslabors einer großen Firma musste vorzeitig aus seiner Tätigkeit ausscheiden und verlor sozusagen mit einem Schlag den gesamten Inhalt seines Lebens bzw. seiner Ich-Identität. Gleichzeitig wegen Prostatahypertrophie auftretende Miktionsbeschwerden mündeten gemeinsam mit der Depressivität in hypochondrische Ideen sowie einen Verarmungswahn. Er meinte nämlich, nichts mehr vorzeigen zu können, nichts Wertvolles mehr fürs Leben zu haben. Der

Patient kam nach zwei schweren Suizidversuchen zur stationären Aufnahme auf eine Depressionsstation. Im Rahmen einer längeren Behandlung gelang die Neuorientierung innerhalb von zwei Jahren. Dies erfolgte psychopharmakologisch, psychotherapeutisch, konkret planerisch bezüglich der Zukunft unter Einbeziehung der Ehefrau und mit einer längerfristigen psychiatrisch-psychotherapeutischen Nachbehandlung. Nach einem erneuten, aber kurzen stationären Aufenthalt entdeckte der nun 67-Jährige zwei seiner früheren Interessen wieder, nämlich die für Kirchen und die für Automotoren. Mit demselben Perfektionismus, den er in seiner Forschungstätigkeit im Labor angewandt hatte, begann er hinsichtlich beider Themen zu recherchieren, benützte sozusagen seine »Akkuratesse«, um neue Lebensinhalte zu finden, und hält inzwischen Vorträge zu diesem Thema an der Volkshochschule. □

Interessanterweise fallen mir bei der Beschreibung dieser Problematik nahezu nur Männer ein. Und das ist kein Zufall. Die Frage nach den »Geschlechtsunterschieden bei der Depression« ist zwar – außer epidemiologisch – in der Forschung nur rudimentär behandelt worden (FRANKE u. KRÄMER 2001; WOLFERSDORF u.a. 2007). Dennoch kann man aufgrund des klinischen Eindruckes feststellen, dass depressive Erkrankungen um den Zeitpunkt der Berentung herum häufig Männer treffen. Das Wertgefühl ist insbesondere bei leistungsorientierten Männern sehr stark an die berufliche Tätigkeit gebunden, sodass es hier traditionell einen Einbruch gibt, der eben von diesen Männern nicht abgefangen, sondern nur im Rahmen eines »Berentungsbankrotts« depressiv beantwortet werden kann.

Die sogenannte »klimakterische Depression« – eigentlich eine »Depression im Zeitraum des Klimakteriums« – diskutiert man heute auch psychologisch beispielsweise im Kontext der Selbstdefinition der depressiven Mutter über die Kinder und im Kontext der Dekompensation, wenn die Kinder das mütterliche Nest verlassen. Entsprechend ist bei Männern das Eintreten des Berentungsalters eher ein Zeitraum für depressive Störungen. Hinzuzufügen ist, dass für Männer mit der Berentung der dritte und letzte Abschnitt ihres Lebens beginnt. Damit hängt nicht nur der Verlust ihrer bisherigen beruflichen Tätigkeit und somit der Hauptquelle ihres Selbstwertgefühls zusammen. Auch bezüglich der Zukunft mit fantasierten und realen Einschränkungen der körperlichen Leistungsfähigkeit, mit Zunahme körperlicher Erkrankung und drohendem Autonomieverlust, mit Abhängigkeit von der Partnerin und den Kindern, mit Reaktivierung alter Versorgungs- und Zuwendungsbedürfnisse kommt es zu zahlreichen Gelegenheiten, in die Depression zu gleiten.

Für Frauen gibt es oft keinen eigentlichen Übergang in den dritten Lebensabschnitt und zudem spricht man heute von einem vierten Lebensabschnitt für Frauen, also einer »Feminisierung des höheren Lebensalters« aufgrund der unterschiedlichen Lebenserwartung von Männern und Frauen. Solche Themen werden in der Psychotherapie mit alten depressiven Menschen als geschlechtsspezifische Themen deutlich bzw. müssen von therapeutischer Seite angesprochen und eingebracht werden. Für Männer und insbesondere den depressiv kranken Mann selbst ist es schwierig, diese Thematik anzusprechen, ohne dass sie sich sozusagen selbst wieder kränken und entwerten.

MERKE Depressive denken über dieselben Themen nach wie nichtdepressive Personen, aber die Bewertungen sind völlig zu einem negativen Pol verschoben, global und generalisiert negativistisch und selbstentwertend. In der Therapie geht es unter anderem um die Realitätsüberprüfung, zum Beispiel ob jemand wirklich das ganze Leben lang nur Fehler gemacht hat.

■■■ Wahnideen

Zurück zu den depressiven Denkinhalten und zur Diskussion der allgemeinen Symptomatik: Depressives Denken kann von der Sorge, wie sie jeden Gesunden betreffen kann, über eine zunehmende Einengung auf ein bestimmtes Thema und die verstärkte Beschäftigung damit hin zu überwertigen Ideen und von da zu den klassischen Wahnideen von Schuld, Verarmung, Krankheit, Versündigung, Schädigung des eigenen Körpers führen. Dies kann bis zur Erwartung des selbst verschuldeten Untergangs reichen, häufig einhergehend mit paranoiden Beziehungsideen oder Halluzinationen. Die »depressive Logik« kommt in den beiden folgenden Zitaten zum Ausdruck, wobei das zweite Beispiel die Entwicklung in einen depressiven Wahn hinein zeigt.

»Veränderungen verunsichern mich, dann fühle ich mich hilflos. Wenn ich hilflos bin, werde ich depressiv. Dann kann es sein, dass ich trinke, um zur Ruhe zu kommen.« So drückte es eine 60-jährige depressive Patientin mit wiederkehrenden depressiven Episoden und zeitweisem Alkoholmissbrauch aus. »Am Ende des Schuljahres bin ich immer unter Druck mit dem Zeugnisschreiben. Dann geht das nicht so, dann fühle ich mich insuffizient. Dann kommen Schuldgefühle, ich sollte mehr leisten.

Dann fühle ich mich schlecht, als ein schlechter Mensch. Ein schlechter Mensch ist ein böser Mensch. Da ist der ›Teufel in mir‹, da steckt etwas Bösartiges in mir.« So die Worte eines 52-jährigen Lehrers mit einem depressiven Schuldwahn.

Bei der Depression mit psychotischem Erleben (»wahnhafte Depression«) stehen, wie oben bereits ausgeführt, nicht mehr die Angst, dass etwas eintreten könnte, oder die Depressivität über Versagen, Unzulänglichkeit, körperliche Hinfälligkeit etc. zur Diskussion, sondern es liegt eine »Gewissheit« vor. »Ich bin schuldig, diese Schuld kann niemals von mir genommen werden, ich bin in der ganzen Ewigkeit verdammt, das ist nicht verzeihbar, ich bin ein schlechter Mensch, der schlimmste Mensch, selbst der Tod kann mich nicht retten«, so formulierte es eine 52-jährige depressive Bäuerin.

»Ich habe falsch gebeichtet, falsch kommuniziert, meine Ehe unter falschen Voraussetzungen geschlossen«, klagte eine andere depressive Frau mit psychotischer Symptomatik. Oder: »Ich bin ein sündhafter Mensch seit meiner Kindheit. Ich hätte das Geld nicht aus der Kasse nehmen sollen, ich wollte den bunteren Badeanzug, ich war stolz …« Oder: »Herr Doktor, reden Sie nicht mit mir, Sie sind ein lieber Mensch, die ganze Welt geht in drei Tagen unter. Wenn Sie mit mir reden, gehen Sie auch mit unter.« Oder: »Ich kann nicht hierbleiben, ich habe kein Geld mehr, ich bin völlig verarmt, ich kann das alles hier nicht bezahlen, sie wollen von mir 100 Euro, 1.000 Euro, 10.000 Euro, 100.000 Euro, das kann ich alles nicht bezahlen, ich habe nichts mehr zum Leben, ich muss verhungern, meine Enkelkinder können nicht studieren, mein Sohn muss das Haus verkaufen …«, so die Befürchtung eines im Anschluss an eine schwere Grippe erstmals depressiv erkrankten emeritierten Universitätsprofessors,

der mit umgerechnet 15.000 Euro in der Hosentasche notfallmäßig in der Klinik aufgenommen werden musste, nachdem er
sich vom Balkon stürzen wollte.

▪▪▪ Denken und Persönlichkeit

In der tiefen Depression ist das Denken eingeengt auf die ge-
nannten Themen. Diese zeigen immer auch einen *biografischen
Zusammenhang* und einen Zugang zur *Persönlichkeit* des
Betroffenen. Merkmale wie Perfektionismus, »Akkuratesse«,
Leistungsorientiertheit, Überangepasstheit, absolute Einord-
nung in soziale und andere Strukturen, Anlehnung an Autoritä-
ten, Aggressionshemmung, Überfürsorge für andere oder auch
Schuldzuweisungen an sich selbst sind typische Denkweisen.
Hoffnungslosigkeit, dass sich nichts verändern wird, Hilflosigkeit, dass nichts getan werden kann und nichts möglich ist,
zeigen sich häufig auch in gesunden Zeiten als »pessimistischer,
negativistischer Zug«.

»Ich habe immer alles eher negativ gesehen«, meinte ein Jurist. Oder: »Auf der Palette des Möglichen fallen mir halt immer
diejenigen Dinge ein, die schiefgehen können, sozusagen das
Haar in der Suppe«, erzählte eine ältere depressive Frau. Aaron
T. Beck hat von der »kognitiven Trias« des depressiv Kranken
gesprochen und damit eine negative Bewertung der eigenen Person, der eigenen Leistungsfähigkeit und der eigenen Vergangenheit beschrieben. Daraus leitet sich eine negative Einstellung zur
Zukunft im Sinne des Pessimismus, des Negativismus und der
Hoffnungslosigkeit ab (BECK u. a. 1981).

Martin SELIGMAN (1979), ein anderer amerikanischer Attri-
butionspsychologe, hat von der »gelernten Hilflosigkeit« des

depressiv Kranken gesprochen, der primär davon ausgeht, dass er an einer gegebenen Situation sowieso nichts ändern könne, gleichgültig wie er sich verhalte, und zwar bevor er es überhaupt versucht habe. Problematisch ist dann, dass weder ein »Totstellreflex« noch das Klagen oder Jammern über die subjektiv nicht veränderbar erscheinende Situation etwas bewirken. In ihrer Tendenz zur Übersteigerung und Verallgemeinerung auch der kleinsten negativen Erfahrung wird dann die »winzige Maus zum bedrohlichen Elefanten«.

Innerhalb der depressiven Episode dominiert ein solches Denken, das außerhalb im Grundsatz ebenfalls vorhanden ist, sozusagen als ein Persönlichkeitscharakteristikum. Es kann aber vom depressiv Kranken überwunden, beiseite gestellt und argumentativ verneint werden. »Ich habe mich immer schon minder gefühlt, eine Spur davon auch in den gesunden Zeiten«, nannte es eine schwer depressive Patientin mit einem ausgeprägten Wertlosigkeits- und Minderwertigkeitsgefühl in der depressiven Episode.

Die Hypothese, die depressive Verstimmung sei die Konsequenz der Erfahrung, dass Ereignisse im Sinne der »gelernten Hilflosigkeit« unkontrollierbar sind, wird heute in Frage gestellt. Und zwar werden die Veränderung der depressiven Denkstile bzw. deren Übersteigerung und Einengung in der Depression eigentlich erst als Folgen der depressiven Herabgestimmtheit, also der affektiven Störung gesehen. Dies deckt sich zumindest teilweise mit meiner eigenen klinischen Erfahrung, dass Einstellungen von Minderwertigkeit, Perspektivlosigkeit und Hoffnungslosigkeit nach Abklingen der depressiven Episode oftmals verschwinden; zumindest in der besonderen Ausgeprägtheit und Eingeengtheit. Vielleicht gibt es letztlich beide Prozesse.

Bei Nachfragen verbleibt jedoch eine »existenzielle Verunsicherung« durch die Erkrankung, die auch biografisch verstanden werden kann. Zu ihr kommt es nicht nur infolge der Depression, sondern möglicherweise als Voraussetzung der Depression im Sinne einer persönlichkeitseigenen, lebensgeschichtlich erworbenen Neigung zur negativen Einschätzung der eigenen Person. Hintergrund mag dann die Erfahrung einer personellen Minderwertigkeit etwa in den frühen Beziehungen zu Eltern und Geschwistern sein.

Die Konzeption der »psycho-sozio-biologischen« Disposition einer Depression geht auf der psychologischen Seite von einer zentralen Selbstwertstörung und einem »Gefühl existenzieller Lebensunfähigkeit« bzw. »Minderwertigkeit« als Basis für das spätere Entstehen der Depression aus. Wie kann man sich das »sinnblinde Kippen« der Perspektive eines Menschen erklären, der sich in seinem bisherigen Leben mit sich selbst, seiner Lebenssituation, seiner Leistungsfähigkeit, seiner Zukunftsperspektive durchaus gut und erfolgreich gesehen hat. Die Perspektive wandelt sich in eine Einschätzung der eigenen Person als minderwertig, leistungsunfähig und wertlos. Das kann man sich eigentlich nur dann vorstellen, wenn derartige Ansätze bereits in der Vorgeschichte fundiert waren – wenn auch gut kompensiert etwa über eine enorme Leistungsfähigkeit, hohe ethische Normen oder enge Beziehungen.

Handeln als zukunftsorientiertes Vorgehen, als Ausdruck von durchdachtem, geplantem und entschiedenem Tun wird für einen depressiv Kranken umso weniger möglich, je mehr er von seinem Grübeln in Beschlag genommen ist, nicht abschalten kann, sich nicht auf das in der Gegenwart Erforderliche konzentrieren kann (KOPITTKE u. WOLFERSDORF 1989). Jeder Handlungsschritt wird dann zu einem zähen Ringen, das mit Selbstzweifel und Hinterfragung einhergeht sowie oft im Schwanken zwischen Handeln und Nichthandeln in der Unentschiedenheit stecken bleibt. Die Fantasie der Selbstaufgabe kann dann zunehmend Ziel eigener Handlungsvorstellungen werden, auf die sich der Betroffene ausrichtet. Suizidales Verhalten reicht dann vom Wunsch nach Ruhe über einen Todeswunsch hin zur scheinbar rational begründeten, vorbereiteten Suizidplanung. Sie ist eingebettet in eine leidvoll und schmerzhaft erlebte, jedoch unausweichliche, weil in sich eingeengte Hoffnungslosigkeit und Perspektivlosigkeit (siehe auch das Kapitel zur Suizidalität).

Neben den leistungs- und normenbezogenen Themen werden häufig auch gesundheitsbezogene Ideen, sogenannte hypochondrische Ideen, beobachtet. In ihnen wird die eigene Befindlichkeit übermäßig krankhaft erlebt; die eigene Kraft und Gesundheit werden also entwertet oder vorhandene oder auch nicht vorhandene bzw. objektiv nicht belegbare körperliche Veränderungen werden in ängstlich-panikartiger Weise überstark erlebt.

Bei derartig depressiv kranken Menschen steht die Klagsamkeit über das Körperbefinden klar im Vordergrund. Nicht zuletzt weil sie selbst eine körperliche Ursache annehmen, durchlaufen sie in unserer somatisch orientierten Gesundheitsversorgung häufig viele Stationen: Ärzte, Krankenhäuser und medizinische Untersuchungen, die meisten davon sinnlos und ohne Effektivität. Nachdem, so eine landläufige Meinung, »gesund« nur »schlecht untersucht« sei, findet sich auch beim hypochondrisch-depressiven Menschen immer »irgendein« somatischer Befund. Das kann die chronische Lumbago, die Magenverstimmung oder ein grenzwertiges Laborergebnis sein, das nun den hypochondrisch-depressiv Kranken in seinem Krankheitsgefühl bestätigt und zu weiteren Untersuchungen und Behandlungsversuchen Anlass liefert. Stattdessen wäre eine sehr rasche Klärung wichtig, eine eindeutige Positionsbeziehung vonseiten der ärztlichen Versorgung und eine eindeutige Zuweisung zum Psychiater. Manche heutzutage als »chronische Schmerzsyndrome« bezeichnete Zustandsbilder ähneln sehr stark dem Syndrom, das man früher als »hypochondrisch-depressiv« bezeichnet hat. Durch das sog. Burnout-Syndrom beschreibt man letztlich ein psychovegetatives Erschöpfungssyndrom, früher als »Erschöpfungsdepression« bezeichnet (HOLE 1979).

Hier müssen sich die Mediziner »an die eigene Brust klopfen« und sich eben ein bisschen mehr Zeit nehmen, wenngleich die Tretmühle der allgemeinärztlichen Versorgung vieles verstehbar macht. Die Beschreibung der sogenannten *larvierten Depression* war letztendlich eine Krücke, die es dem nichtpsychiatrischen Mediziner leichter machen sollte, hinter somatischen Phänomenen auch psychische Störungen zu sehen. Eigentlich handelt es sich um ein depressives Syndrom mit einer starken Symptomatik im vegetativ-somatischen Bereich, somit eigentlich nicht »larviert«, d.h. versteckt, sondern bei Erfragen durchaus erkennbar.

Immer wieder findet man bei Depressiven auch den Gedanken, gekränkt und verletzt worden zu sein. Der Depressive fühlt sich missverstanden, missachtet, zu wenig geliebt, mehr oder minder bewusst zurückgesetzt, überfordert oder einem, um ein modernes Wort zu verwenden, »Mobbing« ausgesetzt. Dies führt häufig zum Gefühl, verlassen worden zu sein und überflüssig zu sein. Auch hier ist der Weg in die Suizidalität deutlich: »Wenn ich nicht mehr geliebt werde, bin ich niemandem mehr etwas wert. Es fällt gar nicht auf, wenn es mich nicht mehr gibt.«

Bei schwer depressiven Patienten wird das Zurückbleiben hinter wichtigen Selbstansprüchen und Normen immer mehr nach innen verlegt und zu einer Auseinandersetzung im Ich. Das Ich muss erkennen, dass seine Wünsche nach Liebe und Achtung nicht verwirklichbar sind. Es erlebt sich deshalb als hilflos, ohnmächtig, als Versager, als schwach, minderwertig und in der Entfaltung gehemmt.

Äußere Kränkungen und Infragestellungen werden dann Auslöser von Depressionen und »Anlässe des Trauerns«, wie es Verena KAST (1982) formuliert hat: Trauern um den Verlust eines geliebten Menschen durch Tod, Trauern beim Loslassen geliebter Menschen ins Leben, Trauern bei Abbruch einer Beziehung durch Scheidung, Trauern bei der Veränderung eigener Lebenskonzepte, Trauern beim Abschied von Lebensabschnitten, Trauern beim Abschied von Ich-Idealen und Lebensentwürfen. All diese haben dann die Funktion von Auslösern und setzen eine depressive Herabgestimmtheit in Gang, die auch bei Wegfall bzw. nach Lösung oder vordergründiger Lösung der belastenden Situation in Gang bleibt.

MERKE Ein »negativistischer« Zug im Denken liegt bei zur Depressivität neigenden Menschen häufig schon vorher vor. Dieser kann sich steigern in tiefe Depressionen, wenn bestimmte Lebensereignisse eintreten. Dann gibt es sozusagen kein Halten mehr in der negativen Einstellung zum eigenen Leben und zu sich selbst.

Das zentrale vegetativ-somatische Phänomen der depressiven Störungen ist die insgesamt reduzierte Vitalität. Diese äußert sich in einer raschen Ermüdbarkeit, in Kraft- und Schwunglosigkeit, geht mit einem »kranken« Aussehen einher, mit einer vorzeitigen äußerlichen Alterung, mit schlaffer Haut und Haarausfall. Mütter klagen darüber, dass sie sich nach der Vorbereitung des Frühstücks für ihre schulpflichtigen Kinder wieder hinlegen müssen, depressive Männer brauchen immer wieder Erholungspausen am Arbeitsplatz. Die Leistungsfähigkeit nimmt nach ein oder zwei Stunden deutlich ab; dies ist mit einem Verlust der Konzentrations- und Merkfähigkeit und einem ausgeprägten Gefühl körperlicher Erschöpfung verbunden.

Den Tag im Bett oder auf der Couch zu liegen bringt jedoch auch keine Erholung, sondern geht häufig mit dem Gefühl einher, zu nichts nutze zu sein, führt also zusätzlich zu Schuld- und Versagensgefühlen. Stattdessen sollte ein rasch erschöpfter Depressiver morgens aufstehen und nicht im Bett liegen bleiben, sondern sich, selbst wenn es anstrengt, bewegen und gewissen Anforderungen nachkommen. Die Depression darf weder Über- noch Unterforderung bedeuten. Weil Depressive selbst dazu neigen, sich eher zu unterfordern, müssen sie auch in der Therapie an eine vernünftige Grenze ihrer Belastbarkeit herangeführt werden.

Dies gilt insbesondere für körperliche Belastungen. Zu denken wäre also an eine *Strukturierung des Tagesablaufes* mit kleinen, aus den bisherigen Erfahrungen leistbaren Anforderungen, die der Depressive durchführen und auch als positive Erfahrung für sich verwerten kann. Eine derartige Anforderung ist aus heutiger Sichtweise dem depressiv Kranken durchaus zumutbar. Eine völlige »Entpflichtung« ist nur in der schweren Depression notwendig und sinnvoll. Eine Krankschreibung bzw. eine »Verordnung von Krankheit«, d. h. eine Entlastung, wie es manchmal in der Klinik geschieht, sollte dann aber, sofern notwendig, rasch realisiert werden.

Einer nicht zu kleinen Gruppe depressiv Kranker sieht man ihre Depression nicht an. Diese laufen Gefahr, verkannt und im Sinne von »Du siehst ja gut aus« missverstanden zu werden, obwohl es ihnen eigentlich schlecht geht und sie tief depressiv sind. Hinter der Bemerkung, jemand sehe gut aus, steht oft die verkappte Erwartung, der Depressive solle sich nur etwas zusammenreißen, dann könne er schon wieder etwas leisten, oder sogar der Gedanke, der Depressive *wolle* ja nur nicht. Denn wenn er sich zusammenreiße, dann könne er auch.

Allerdings sind depressive Menschen oft nur schwer in der Lage, sich zu überwinden und ihrem Gesprächspartner etwas über ihre wahre Befindlichkeit zu erzählen. Dies liegt zum einem an einer depressionsspezifischen Hemmung und Rückzugstendenz, zum anderen an der Angst, vom anderen nicht verstanden, vielleicht sogar nicht ernst genommen zu werden.

Das Problem besteht nun in Folgendem: Depressive Menschen, die sich in ihrem Nichtkönnen und in ihrem Erleben von Antriebs- und Energielosigkeit nicht angenommen, akzeptiert und verstanden fühlen, ziehen sich vermehrt zurück. Sie reden nicht mehr mit ihrem Umfeld darüber, um Kränkungen und Überforderungen zu vermeiden, geraten dadurch jedoch in eine Vereinsamung und in eine zusätzliche Beeinträchtigung. Die Folge ist, dass sich die Symptomatik verschlechtert. Jene depressiv Kranken dagegen, die sich in ihrem »Nichtkönnen« akzeptiert fühlen, sind vielfach auch bereit, den täglichen körperlichen Belastungen nachzukommen. Dies widerspricht aber – im Sinne eines positiven Erlebens – ihrer depressiven Sichtweise, dem Gefühl des Überfordertseins, ihrer subjektiv erlebten Kraftlosigkeit und ihrer Auffassung, dass jede Form von Aktivität eigentlich sinnlos ist.

Das Erleben, sich angenommen zu fühlen, aktiviert beim depressiv Kranken einen Rest von Leistungsfähigkeit und Energie – und sei es, um andere nicht zu enttäuschen. Das ist zwar auf der einen Seite ein Ergebnis der Autoritätsgläubigkeit bzw. des Drucks durch das Über-Ich. Aber depressive Menschen brauchen oft eine solche Anleitung zur Aktivität. Umso leichter fällt es ihnen schließlich, die eigene Aktivität auszuweiten (»Fremdantrieb ersetzt Eigenantrieb«).

Bei den *Leibgefühlsstörungen* dominieren solche im Kopf (Kopfdruck, Druck hinter den Augen), im und um den Brustkorb (Druckgefühle, Engegefühle), an den Schläfen (Druckgefühle) sowie diffus wandernde Schmerz-, Spannungs- und Schweregefühle. Fast immer gesellen sich *Schlafstörungen* hinzu, bei einem Teil der depressiv Kranken Einschlafstörungen, bei anderen der »zerhackte« Schlaf, das morgendliche Früherwachen und insgesamt das *fehlende Gefühl der Erholung.* Die sogenannten Morgen- oder Abendtiefs werden als *Tagesschwankungen* bezeichnet, wobei echte Tagesschwankungen immer solche sind, bei denen Stimmung und Antrieb in gleicher Weise daniederliegen. Solche Tagesschwankungen gehen jeweils mit Aufhellung oder Verschlechterung im Laufe des Tages einher, häufig im Laufe des späteren Nachmittages bis zum Abend. Dann wird vom klassischen Morgentief und der abendlichen Aufhellung gesprochen. Bei der »Winterdepression« beobachtet man ein anderes Phänomen, nämlich eine verlängerte Schlaf-periode, die jedoch ebenfalls nicht bewirkt, dass man sich erholt fühlt.

Winterdepression

Unter Winterdepression versteht man ein in der sogenannten dunklen Jahreszeit – etwa November bis Februar – auftretendes Symptommuster mit übermäßigem Schlafbedürfnis (16 Stunden, ohne sich ausgeschlafen zu fühlen) und Appetitsteige-rung, aber Reduzierung von Antrieb, Stimmung und Vitalität. Sie wird häufig wegen ihrer eher leichten Ausprägung nicht erkannt und im Zusammenhang mit jahres-zeitlich bedingtem Lichtmangel gesehen. Aktivitäten, Sport und andere Bewegungen oder Lichttherapie helfen, antidepressive Medikamente werden selten benötigt.

Die *Appetitstörung* – Appetitlosigkeit bis zum Ekelgefühl – ist ein ebenfalls häufiges Symptom und fällt meistens mit einer *Gewichtsabnahme* zusammen, außer der depressiv Kranke wird von seiner Familie zum Essen angehalten. Auch die *Obstipation* (Verstopfung) ist ein seit langem bekanntes Phänomen, das ei-nerseits auf ältere Antidepressiva zurückzuführen ist, anderer-seits bereits vor Jahrhunderten beschrieben wurde. Viele Patien-ten neigen nur in ihrer depressiven Episode zur Verstopfung, während sie in gesunden Zeiten diese Beschwerden überhaupt nicht haben – was im Grunde nicht verwundert.

Auch im Bereich des Schmeckens und Riechens, überhaupt im Bereich der Wahrnehmung kann es Beeinträchtigungen ge-ben. Ein schwerhöriger depressiv Kranker »hört« in der De-pression, so zumindest in seinem subjektiven Erleben, deutlich schlechter. Ein Kurzsichtiger wird »schlechter« sehen, eine Hausfrau wird beim Würzen Probleme haben und alles wird »fad« schmecken. Zur *Anhedonie* (Genussunfähigkeit) bei de-pressiv Kranken – unter Anhedonie werden Schlafstörungen, Appetitstörungen, Freudlosigkeit, Lustlosigkeit usw. verstanden – zählen auch die *sexuellen Störungen*. Bei depressiv kranken Menschen nehmen die üblichen sexuellen Aktivitäten hinsichtlich Häufigkeit und Erlebensqualität deutlich ab. Ein Libidoverlust gehört zu den Symptomen einer Depression und kann durch pharmakogene Einflüsse verstärkt werden. Es ist naheliegend, dass sich eine Depression gerade im Bereich der Sexualität besonders auswirkt, wenn man die Depression auch als eine zwischenmenschliche Störung betrachtet.

Depressive Männer berichten häufig über Erektionsschwäche bis -unfähigkeit, was einerseits als depressionseigenes Symptom gesehen werden muss, andererseits auch als Behandlungseffekt durch antidepressive Medikation verursacht sein kann. Hier muss man unterscheiden und nachschauen, um was es sich handelt. So bewirken manche Antidepressiva Orgasmusstörungen, zum Beispiel Ejakulationsverzögerungen, was von Männern häufig kaum registriert bzw. fast nie, außer bei direkter Nachfrage, berichtet wird. Erektionsschwäche oder Erektionsunfähigkeit werden heute bereits häufiger ohne äußeres Nachfragen berichtet. Manchmal wird auch eine zusätzliche andrologische Untersuchung und Behandlung notwendig. Früher ist allzu häufig auch von therapeutischer Seite nach der Devise gehandelt worden: »Nebenwirkungen muss man akzeptieren, dafür wird die Depression besser.« Die entsprechenden Probleme wurden dann nicht angesprochen oder bagatellisiert.

Bei depressiven Frauen kommt es zu Zyklusstörungen bis hin zu depressionsbedingter Amenorrhö (Ausbleiben der Regel), die dann auch der gynäkologischen Abklärung bedarf. Ebenso kann es in und durch die Depression selbst zu einer fehlenden Anfeuchtung der genitalen Schleimhäute und damit zu Schmerzen beim Geschlechtsverkehr kommen, was allerdings auch Nebenwirkung mancher antidepressiver Medikamente ist.

Viele depressive Menschen berichten, dass eine schleichen-
de Erschöpfung, langsam sich entwickelnde Schlafstörungen
und die Libidostörungen die sensibelsten Zeichen einer begin-
nenden Depression sind. Sie werden häufig auch lange als Restsymptomatik einer abklingenden Depression beobachtet. Hier
ist Aufklärung der Patientinnen und Patienten notwendiger
denn je und wird im Übrigen mit Recht heute auch von Patientenseite entschieden gefordert.

MERKE Zur Depression gehören zwangsläufig psychosomatische Symptome.
Insbesondere bei länger anhaltenden Schlaf- und Appetitstörungen muss auch
an eine Depression gedacht werden.

■■ Handeln

Zu jedem depressiven Syndrom oder jeder depressiven Episode
gehören auch Antriebsstörungen. Spricht man bei einer Depression von *Antriebsstörung*, so meint man zum einen Lust- und
Interesselosigkeit, also die Unfähigkeit, sich auf andere zu zu bewegen, etwas zu unternehmen, sich für die eigene Person und für
das Umfeld zu interessieren. Zum anderen und im engeren Sinne wird darunter die Psychomotorik verstanden, die sich in
Richtung einer psychomotorischen Agitiertheit oder einer psychomotorischen Hemmung zeigt – innere Verlangsamung im
Denken, in der Sprache, äußerlich sichtbare Reduktion von
Mimik, Gestik, Bewegungsabläufen bis hin zur Erstarrtheit. Dabei ist die *psychomotorische Hemmung* von der neurotischen
Gehemmtheit zu unterscheiden; mit Letzterer ist ein Persönlich-
keitszug gemeint, der sich durch Schüchternheit, übermäßige

Zurückhaltung, Erröten beim Kontakt mit dem anderen Geschlecht auszeichnet und dem wohl eine Störung des Selbstwertgefühls zugrunde liegt.

Unter *Agitiertheit* versteht man in ihrer leichten Ausprägung eine vom Patienten körperlich erlebte innere Unruhe, »ein inneres Rucken«, wie es Patienten manchmal bezeichnen; das geht häufig mit Angst einher und kann zu Getriebenheit führen (bis hin zu einem nicht mehr kontrollierbaren Laufzwang). Diese Menschen oder ihre Angehörigen bezeichnen es häufig als »Nervosität«, die sich darin äußern kann, dass sie unruhig mit Fingern und Händen spielen, nicht sitzen bleiben können und viele Aktivitäten anfangen, die dann sofort wieder abgebrochen werden. Als extreme Form einer Agitiertheit habe ich einmal den Laufzwang einer alten Dame erlebt, die in ihrer Depression nahezu 30 km ununterbrochen gerannt ist, dann in einen Fluss gehen wollte, um sich zu ertränken, und zum Glück von Passanten gesehen und in die Klinik gebracht wurde.

Eine *psychomotorische Hemmung* dagegen drückt sich aus in einer Verlangsamung von Mimik, Gestik und Bewegungsabläufen, die zunehmend an Differenziertheit verarmen. Auch ein energieloser, schwach wirkender Gang, eine gebundene Haltung im Sitzen und eine deutliche Verlangsamung und Monotonie im Gespräch können auffällig sein. Solche Patienten »schleifen sich dann über den Gang«, als müssten sie die »ganze Last der Welt« (Zitat eines Patienten) auf den Schultern tragen. Ein solches Zustandsbild kann sich in der extremsten Form zum »depressiven Stupor« steigern. Dabei rührt sich der Patient, meist innerlich mit panischer Angst erfüllt, nicht mehr von der Stelle. Der Muskeltonus ist erhöht, er ist sozusagen in seiner Angst erstarrt und bewegungslos geworden. Dann sind, neben einer medikamentösen Behandlung, sehr viel Nähe und Zuwendung notwendig, um auch über die Beziehung und über die Vermittlung von Nähe zur Entspannung beizutragen.

Vor dem Hintergrund langjähriger Erfahrungen mit depressiv Kranken erscheint es uns wichtig, Symptomatik und Verhaltensweisen betroffener Menschen ausführlich zu schildern. Dies soll nicht nur geschehen, um eine depressive Störung besser zu erkennen, sondern auch um Verständnis und Interpretationshilfen für diejenigen zu geben, die eben, weil sie selbst nicht depressiv sind oder gewesen sind, sich schwertun, einen depressiv kranken Menschen tiefer zu verstehen und ihm nahezukommen. Für die Diagnose einer depressiven Störung sind Symptome, wie sie etwa in der ICD-10 für die depressive Episode gefordert werden, erforderlich.

So gibt es auch Symptome, die nicht zu einer Depression gehören. Früher sagte man, »eine Depression kann alles machen«. Das ist ein Irrtum. So gehört etwa eine Bewusstseinstrübung oder eine Orientierungsstörung nicht zu den Symptomen einer Depression. Taucht so etwas auf, ist eher an eine Intoxikation, eine Überdosierung eines Medikamentes, etwa Lithium, oder eines Antidepressivums, an eine hirnorganische Erkrankung, an eine demenzielle Störung im höheren Lebensalter oder an ein delirantes Syndrom im Rahmen einer Suchterkrankung zu denken. Auch können zahlreiche andere Erkrankungen mit depressiven Symptomen oder depressiven Syndromen verbunden sein; darauf wird später noch einzugehen sein. Lähmungen unterschiedlicher Art, Funktionsausfälle im Bereich der Wahrnehmung, konkrete Schmerzzustände (etwa die Abgrenzung von Kopfschmerz ud einem depressiven Kopfdruck) gehören nicht zu der depressiven Erkrankung. Hier ist ein differenzialdiagnostisches Basiswissen notwendig, das man heute von jedem Arzt, der mit Menschen zu tun hat, erwarten kann.

Depressive Episode (F 32) nach ICD-10 (Forschungskriterien 1997)

---

depressive Stimmung mindestens 2 Wochen anhaltend

Interessen- oder Freudeverlust an Aktivitäten, die normalerweise angenehm waren

verminderter Antrieb oder gesteigerte Ermüdbarkeit

Zusätzlich

☐ Verlust des Selbstvertrauens oder des Selbstwertgefühls

☐ unbegründete Selbstvorwürfe oder ausgeprägte, unangemessene Schuldgefühle

☐ wiederkehrende Gedanken an den Tod oder an Suizid, suizidales Verhalten

☐ Klagen über oder Nachweis eines verminderten Denk- oder Konzentrationsvermögens, Unschlüssigkeit oder Unentschlossenheit

☐ psychomotorische Agitiertheit oder Hemmung (subjektiv oder objektiv)

☐ Schlafstörungen jeglicher Art

☐ Appetitlosigkeit oder gesteigerter Appetit mit entsprechender Gewichtsveränderung

---

mindestens 2 Wochen, keine manischen oder hypomanischen Symptome in der Anamnese

---

mit oder ohne somatisches Syndrom:

☐ Ausschluss einer Störung durch psychotrope Substanzen und einer organischen Störung

☐ Interessenverlust oder Verlust der Freude an normalerweise angenehmen Aktivitäten

☐ mangelnde Fähigkeit, auf Ereignisse oder Aktivitäten emotional zu reagieren

☐ Früherwachen, zwei Stunden und mehr, vor der gewohnten Zeit

☐ Morgentief

☐ objektivierter Befund einer ausgeprägten psychomotorischen Hemmung oder Agitiertheit (beobachtet oder von anderen berichtet)

☐ deutlicher Appetitverlust

☐ Gewichtsverlust (5 % oder mehr des Körpergewichts im vergangenen Monat),

☐ deutlicher Libidoverlust

---

mit oder ohne psychotische Symptome: Wahnideen, Halluzinationen, Regungslosigkeit

MERKE Eine Depression lässt sich anhand einer Reihe von Symptomen erkennen und beschreiben: psychische, psychomotorische und psychovegetative Symptome. Subjektiv erleben depressive Personen einen hohen Leidensdruck, quälende Gefühle von Freud- und Gefühllosigkeit, von der Unfähigkeit, am Erleben anderer teilhaben zu können. Aus diesem Leidensgefühl und dem Symptombild ergeben sich zwangsläufig Hilfe- und Behandlungsbedürftigkeit. Depressionen sind eine Krankheit und müssen behandelt werden.

Bis heute gibt es kein für alle depressiven Störungen verbindliches bzw. zutreffendes Konzept zu den Ursachen, zur Entwicklung und zur aktuellen Entstehung einer Depression. Das heißt, wir verfügen heute über eine Reihe von modellhaften und zum Teil gut belegten Konzepten, die auch in der therapeutischen Alltagsarbeit zur Anwendung kommen, jedoch gelten diese eben nicht für alle depressiven Störungen. Die nachfolgende Grafik stellt einen Versuch dar, biografische, aktuell belastende Ereignisse sowie biologische Vorgänge einzubeziehen.

Auf der neurobiologischen Ebene des Gehirns kommt es unter Einfluss aktueller psychosozialer Belastungen – traumatische Erfahrungen – und von Verlustereignissen zu einer »Auslenkung« der Neurotransmittersysteme: Nach heutigem Wissensstand sind für die Depression insbesondere Serotonin und Noradrenalin bedeutsam. Diese Auslenkung der Neurotransmitter führt bei allen depressiven Störungen eben als die »letzte gemeinsame Wegstrecke« hin zur Psychopathologie, hin zu den Kennzeichen und Symptomen depressiven Verhaltens, Denkens und Fühlens. Die Veränderungen im Neurotransmittersystem bewirken also vermutlich am Ende der individuellen Entwicklung die depressive Störung. Gleichwohl ist offen, wie man von der neurobiochemischen Ebene zur depressiven Symptomatik mit seinen Veränderungen im Fühlen, Denken und Handeln kommt.

Für die Entstehung einer depressiven Disposition werden sowohl biologische als auch psychologische Ausgangs- und Entwicklungsbedingungen verantwortlich gemacht.

Mögliche Ursachen einer Depression

Genetisch-erbbiologisch

Soziokulturelles Umfeld
Leistungsorientiertheit,
»Jugendlichkeitswahn«,
Ohnmacht,
Entwurzelung,
religiöse Einengung

Familientradition,
Erziehungsstile,
Intergenerationen-Transfer, Modelle

»psychologische Disposition«

individuelle
psycho-sozio-biologische
Entwicklung

kognitive Stile,
Attributionen

Aggression,
Impulsivität

Persönlich-keitszüge

Bewältigungs-strategien

Hilflosigkeit,
Hoffnungslosigkeit,
Selbstentwertung,
Insuffizienz, Schuld,
Aggressions-hemmung,
Hyperoralität,
Verstärker-abhängigkeit

Persönlichkeit mit
erhöhter Vulnerabilität,
eingeschränkte
Adaptation / Bewältigung

depressive
Persönlichkeitszüge
(Typus melancho-licus),
Beziehungs-gestaltung,
Normorientiertheit,
Überverpflichtung

körperliche
Erkrankung/
Einschränkung
(Neurobiochemie:
serotonerges Defizit,
noradrenerge
Störung,
Stressreaktion)

»final common pathway« /
gemeinsame neurobiologische
Endstrecke

aktuelle psycho-soziale Belastungen /
Traumata aus
Verpflichtungs-bereich,
Reaktivierung von
Verlusterlebnissen,
chronische
Kränkungen,
Verlust von
Soziotropie und
Autonomie

Depression

Hagop Souren AKISKAL (1995) hat in seiner Übersicht über die gegenwärtigen psychogenetischen Modellvorstellungen zur Depression folgende Konzepte zusammengestellt:

Konzept der Aggressionsumkehr: Ein aggressiver Trieb wird in eine depressive Gestimmtheit umgewandelt.

Konzept des Objektverlustes: Beruht auf der Unterbrechung einer engen Bindung.

Selbstwertkonzept: Das Ich-Ideal fühlt sich hinsichtlich der Erreichung subjektiv wichtiger Ziele hilflos.

Kognitionstheoretische Konzept: Hier geht es um negative kognitive Schemata im Denken eines depressiv werdenden Menschen.

»Gelernte Hilflosigkeit«: Hinter der Depression steht die die Erfahrung und die Überzeugung, dass unerwünschte Ereignisse nicht beeinflussbar ist, egal was man auch tut.

Verstärkerverlustkonzept: Geht von einer niedrigen Rate positiver Verstärkung und von sozialen Defiziten, solche Verstärkungen zu erreichen, aus.

Neurobiochemisches Modell: Beruht auf der Beobachtung von Dysregulation oder Beeinträchtigung, besonders der Neurotransmitter Serotonin und Noradrenalin.

neurophysiologisches Konzept: Hier wird angenommen, dass elektrophysiologischen Störungen zu neuronaler Übererregtheit und zum »Kindling-Phänomen« führen.

Konzept des »final common pathway«: Eigentlich ein Stress-Modell, das alle psychologischen, psychosozialen, physiologisch-biochemischen Stressoren in einen neurobiochemischen Prozess im Zwischenhirn (Dienzephalon) einmünden lässt, der die neurobiochemische Fundierung der depressiven Psychopathologie darstellen soll.

Im Wesentlichen geht es bei all diesen Modellen um zwei verschiedene Ansätze. Die Gemeinsamkeit aller *psychologischen Überlegungen* lautet, dass Ereignisse in der Entwicklungsgeschichte eines Menschen (Kindheit, Jugend, frühes Erwachsenenalter) Vorläuferbedingungen mit bestimmten mentalen (psychologischen und neurobiologischen) Strukturen darstellen, die bei entsprechenden Ereignissen eine depressive Symptomatik auslösen. Die anderen Modelle sind im *neurobiologischen Bereich* angesiedelt, wobei auf das Konzept des »final common pathway« im Sinne der letzten gemeinsamen Endstrecke neurobiochemischer Veränderungen oben kurz eingegangen wurde.

Das sogenannte »Kindling«-Konzept, das insbesondere von Robert M. POST (1992) vertreten wurde, ist eigentlich aus der Epilepsieforschung abgeleitet. Es versucht, jenes Phänomen zu erklären, dass im Laufe mehrerer depressiver Erkrankungsphasen zunehmend geringere Auslöser, zunehmend weniger offensichtliche Belastungsfaktoren sowie für das Umfeld zunehmend schwerer verstehbare, feinste Mechanismen als Auslöser eine Rolle spielen. Man stellt sich vor, dass die Sensibilität für die Auslösung einer Depression von Mal zu Mal zunimmt. Das heißt umgekehrt, dass die Schwelle immer niedriger wird und die »Bereitschaft, depressiv zu werden«, immer stärker zunimmt. Heutzutage werden auch in der Phasenprophylaxe depressiver Erkrankungen Antikonvulsiva (Antiepileptika) wie Valproinsäure, Carbamazepin oder Lamotrigin als »Stimmungsstabilisatoren« eingesetzt. Mit einem ihrer Wirkungsmechanismen wird das Ziel verfolgt, die Schwelle für die Auslösung depressiver Zustandsbilder auf biochemischem Wege höher zu setzen.

In einer eigenen Übersicht über die *Psychogenesemodelle depressiver Erkrankungen* wurden tiefenpsychologisch-psychoanalytische, lerntheoretische, kognitions- und attributionstheoretische sowie psychosoziale Modellvorstellungen neben die biologischen gestellt (WOLFERSDORF 1992; 1997). Psychologische oder psychodynamische Modelle gehen der Frage nach, welche innerseelischen biografischen Entwicklungen und jetzigen psychologischen Vorgänge bei einem depressiv erkrankten Menschen stattgefunden haben bzw. aktuell stattfinden. Sie ziehen hierzu subjektiv bedeutsame Ereignisse aus der Biografie und Lerngeschichte des Betroffenen, meist aus seiner Kindheit und Jugend, sowie aus der aktuellen Situation, aus den jeweils besonders typischen Belastungsbereichen im Beziehungs- oder Arbeitsfeld heran. In der Tabelle »Psychodynamische Modelle der Depressionsgenese und Konsequenzen« sind die bekanntesten psychodynamischen Modelle der Depressionsgenese zusammengefasst.

Psychodynamische Modelle der Depressionsgenese und Konsequenzen	
Methode	**Konsequenzen in Therapie**
Tiefenpsychologisch-psychoanalytisch	Biografische Arbeit
(»depressive Disposition«)	(In Einzel- und Gruppentherapie)
(»Oralität«)	Erarbeitung eines psychodynamischen Verständnisses, Persönlichkeitsstruktur Erleben von Empathie, Fürsorge, Wertgefühl (aktiver Umgang, Akzeptanz)
Lerntheoretisch	Soziales Training, Aktivierung, positive Verstärkung
(»Verstärkerverlust«)	(Umgang, Tagesstruktur, Aktivitäten)
(»soziale Kompetenz«)	Kompetenztraining (Gruppe) Angehörigenarbeit (Gruppe, Einzelgespräche)
Kognitive Theorie	Identifikation von depressiogenen Denk- und Bewertungsstilen (»depressive Attributionsstile«) Einzel- und Gruppentherapie, aktiver Umgang, Alltagserfahrung (»kognitive Schemata«) umbewerten

Das in der Abbildung auf der nächsten Seite beschriebene psychodynamische Modell der Depressionsentwicklung (WOL-FERSDORF 1995; 1997) geht von der postulierten »frühkindlichen Mangelerfahrung« als Bedingung aus, die zu einem globalen Gefühl des »existenziellen Zuwenig«, also von Minderwertigkeit führt. Es geht einher mit emotionaler Überbedürftigkeit nach Zuwendung (»Fremdliebe kompensiert mangelnde Selbstliebe«), hoher Verletzbarkeit des Selbstwertgefühls (Instabilität des Wertgefühls, rasche Aktivierung von Hilflosigkeitsgefühlen des Ichs) und einem starkem Bedürfnis nach Wertschätzung und Anerkennung von außen (Fremdwertschätzung wird Selbstwertgefühl):

- hoher Zuwendungsbedarf (»Oralität«)
- mangelndes bzw. instabiles Selbstwertgefühl (narzisstische Störung)
- Ich-Insuffizienz, negatives Selbstbild
- Hoffnungslosigkeit, fehlende Entwicklungs- bzw. Zukunftsperspektive, Suizidalität
- Aggressionsvermeidung, Fehlen von Zugreifenkönnen, indirekte Aggressivität, Forderung an Umfeld
- Neigung zu Schuldgefühl, Versagensgefühl, Selbst- und Fremdanklage.

82

Psychodynamisches Modell einer Depressionsentwicklung

frühkindliche Mangelerfahrung bzgl.
Zuwendung, Forderung, Anerkennung

frühkindliche
Beziehungserfahrung
(plus biologisch-
konstitutionelle
Disposition)

»orales Defizit«   narzisstisches Defizit

globales Gefühl des »existenziellen Zuwenig«
(Nicht-wert-Sein, Nichtkönnen, Ungeliebtsein)
labiles Selbstwertgefühl / Minderwertigkeit

psychologische
Disposition für
Depression

emotionale
Über-
bedürftigkeit

hohe Ver-
letzbarkeit
und Kränk-
barkeit

starkes Bedürfnis
nach Wertschätzung
und Anerkennung
(Normorientiertheit)

Persönlichkeitszüge,
-strukturanteile

Kompensation- und Bewältigungsversuche

Struktur,
Kompensation,
Abwehr, Bewältigung
und Umwelt /
Gesellschaft / Kultur

symbiotische Bezie-
hungsgestaltung,
Überanpassung,
Aggressionshemmung

Entwicklung überhöhter
leistungs- und ethisch-
moralischer Normen,
Abhängigkeit davon

Behinderung der Verwirklichung, Verlust von
Personen, Konzepten, Lebensaspekten

Versagen der
Kompensation,
»Auslösung«,
Symptombildung

Depression

Auf der Basis eines unzureichenden Gefühls, selbst etwas zu sein, jemand darzustellen, etwas zu können, eine eigene Wertigkeit zu besitzen und in dieser von anderen akzeptiert und anerkannt zu sein, entwickeln depressiv Kranke zwei »*Hauptkompensationsschienen*«. Zum einen ist das eine starke Anpassung an Familie, Partner, Gesellschaft, institutionelle Strukturen, was Nähe, Geborgenheit und Schutz vor Aggression bietet. Anpassung bis zur *symbiotischen Verschmelzung* garantiert Geborgenheit und Zuwendung, schützt vor Konfrontation. Zugleich muss aber jede eigene Forderung, müssen eigene Wünsche, eigene Entwicklungsschritte zur Autonomie vermieden werden, um aus dieser Geborgenheit nicht herauszufallen. Dies führt zu einer »Aggressionshemmung« bzw. zu indirekt aggressiven Verhaltensweisen. Auch die Selbstaggression in der Suizidalität hat manchmal einen Anteil von fremdaggressiver Anklage: »Schau her, wie weit du mich gebracht hast; jetzt muss ich mich sogar umbringen, weil du mich nicht liebst.« (WOLFERSDORF 1992)

Die zweite Möglichkeit, sich kompensatorisch mit dem Gefühl einer emotionalen Minderausstattung und Selbstwertproblematik auseinanderzusetzen, ist, im *Bereich von Leistung* hohe Normen zu entwickeln und zu versuchen, diesen ein Leben lang gerecht zu werden.

BEISPIEL Eine 29-jährige Patientin, verheiratet, kam nach einem Suizidversuch mit depressiver Symptomatik in die Klinik. Auf die Frage nach dem Motiv ihres Selbsttötungsversuchs antwortete sie, ihr Mann fahre immer so schnell Auto. Etwas irritiert unterstellte der Therapeut Liebe und Fürsorglichkeit (was sicher auch vorhanden war) und fragte nach, was sie denn damit meine. Nach einigem Zögern sagte sie leise: »Was wird aus mir, wenn ihm etwas passiert?«»Die eigene Bedürftigkeit wird überdeutlich, die Angst aus einer schützenden Geborgenheit herauszufallen, die Angst vor Verlust des Partners, der für die eigene Lebensfähigkeit benötigt wird. ◻

BEISPIEL Ein 56-jähriger Lehrer erlitt nach einem Herzinfarkt eine mittelgradig ausgeprägte depressive Episode. Er galt einerseits als sehr beliebter und guter, andererseits als ein sehr leistungsorientierter Lehrer, der perfektionistisch war und auch eine entsprechende Leistung von seinen Schülern verlangte. Aufgrund der verminderten Belastbarkeit musste er seine Stundenzahl auf ein halbes Lehrdeputat reduzieren. Dadurch ergaben sich Gefühle der Minderwertigkeit und des Überflüssigseins sowie Fantasien, vorzeitig in Pension zu gehen. Das führte dann jedoch wieder zu »Leistungsdurchbrüchen«, in denen er sich übermäßig engagierte. Erst eine erneute Herzattacke führte über eine anschließende Verschlechterung seiner depressiven Symptomatik und nachfolgende Therapie zu einer Neuorientierung. ◻

Aggressionsgehemmte Arbeitnehmer sind gute Mitarbeiter in verantwortungsvollen Positionen, gute »Zweite«. Für Leitungspositionen aber fehlt ihnen häufig ein Zug »menschenverachtende« Aggressivität, hier steht ihnen ihre Normorientiertheit häufig (zum Glück!) im Weg. In Beziehungen sind sie eher auf Harmonie angelegt, etwa nach dem Motto: »Der Klügere gibt nach.« Sie sind weniger in der Lage, sich abzugrenzen, sich durchzusetzen, »auf den Tisch zu hauen«, »schreiend und brüllend« ihre Auffassung zu vertreten, sie geben eher »um des lieben Friedens willen« nach. Allerdings haben sie auch hohe Erwartungen an ihr Umfeld. Sie erwarten die gleichen Leistungsnormen, die gleichen Beziehungsnormen, die gleiche Zuverlässigkeit, die gleiche Beziehungsorientiertheit – und jegliche Distanzierung, auch nur eine vermeintliche, kann zu Depressivität führen.

Auslöser für Depressionen werden damit alle Ereignisse, Belastungen, Bedrohungen, Fantasien, die eine harmonische Geborgenheit und/oder die Leistungsfähigkeit bzw. die Einlösung ethisch-moralischer Normen beeinträchtigen können. Daraus ergeben sich zwangsläufig auch die Konfliktfelder, die dann Ausgangspunkt von Psychotherapie werden können:

◻ Abhängigkeit versus Autonomie
◻ Unterwerfung versus Kontrolle
◻ Versorgung versus Autarkie
◻ Selbstwertkonflikte (narzisstische Konflikte, Selbstwert versus Objektwert)
◻ Über-Ich- und Schuldkonflikte (egoistische versus prosoziale Tendenzen)
◻ ödipale, sexuelle Konflikte
◻ Identitätskonflikte (Identität versus Dissonanz)
◻ fehlende Konflikt- und Gefühlswahrnehmung
◻ zeitlich überdauernde Konflikte; daneben konflikthafte äußere Lebensbelastungen

In der eigenen ambulanten und stationären Psychotherapieerfahrung wurden am häufigsten Spannungen zwischen »Abhängigkeit versus Autonomie«, »Versorgung versus Selbstständigkeit«, Selbstwertkonflikte, Über-Ich- sowie Schuldkonflikte beobachtet.

Aus lerntheoretischer und verhaltenstherapeutischer Richtung wurde Anfang der siebziger Jahre das sogenannte *Verstärker-Verlust-Modell* der Depression eingebracht (siehe Abbildung »Verstärker-Verlust-Modell«).

Verstärker-Verlust-Modell nach Lewinsohn 1974, aus Hautzinger 1991

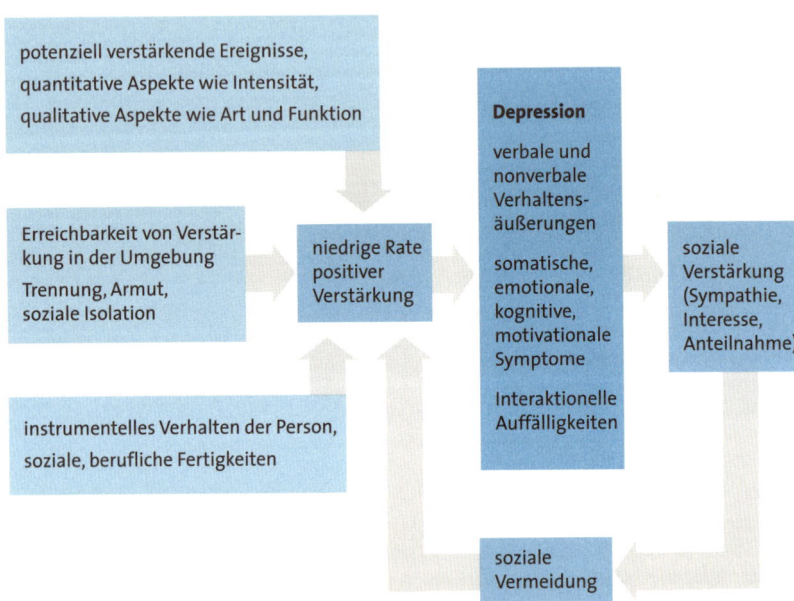

Lerntheoretische Modelle der Depression gehen davon aus, dass dieses Syndrom dann zustande kommt, wenn auf »Verhalten« hin kaum oder keine Verstärkung erfolgt. Ein Fehlen bzw. eine verminderte Häufigkeit positiver Verstärkung führt dann zu einer Aktivitätsverringerung, wodurch sich in der Folge eine weitere Abnahme der positiven Verstärkung ergibt usw. Das Ausmaß der positiven Verstärkung, das ein Mensch erhält, hängt von drei Variablen ab, nämlich von:

◻ der Anzahl potenzieller Verstärker, die eine Person in Abhängigkeit von Persönlichkeitsmerkmalen wie Alter, Geschlecht, Attraktivität etc. aufweist,

- der Anzahl potenzieller Verstärker, die in Abhängigkeit von der Umwelt überhaupt zur Verfügung stehen, sowie
- dem Repertoire an Verhaltensweisen (etwa soziale Kompetenz), die überhaupt zur Verstärkung führen können.

In der eigenen klinischen Erfahrung fand ich am häufigsten die soziale Inkompetenz sowie einen Verstärkerverlust durch Verlustsituationen und überhaupt mangelndes Vorhandensein von Verstärkern.

Während man früher glaubte, dass die Unfähigkeit, auf andere Menschen zuzugehen und Kontakte aufzunehmen, nur in der Depression vorhanden sei, würde man heute im Rahmen einer Verhaltensanalyse herauszufinden versuchen, welche Interaktionen in den nichtdepressiven Zeiten überhaupt stattfinden.

Ein junger Bauer, der keine Frau fand und deswegen depressiv wurde, wurde erst einmal zu einem sozialen Kompetenztraining angeregt. Hier ging es darum, zu lernen, wie man auf andere Menschen zugeht, um anschließend zu lernen, sich an Orte wie Gaststätten zu begeben, in der viele junge Menschen verkehren. So ließe sich auch die Depression nach dem Verlust eines Partners als »Verstärker-Verlust-Depression« bezeichnen, wenn sämtliche positive Verstärkung zeitlebens über diesen Partner gelaufen ist und jetzt keinerlei Beziehung mehr besteht. Auch die sogenannte »Umzugsdepression« kann man als eine Depression erklären, die im Zusammenhang mit Veränderung von Lebenssituation, Abbruch von Beziehungen und damit Abbruch von Verstärkungssituationen steht – eine der Erklärungen für den hohen Anteil von bis zu 40 Prozent Depressivität bei Menschen in Altenheimen.

Nach Peter M. LEWINSOHN (1974) erfahren depressiv Kranke für ihr Handeln weniger positive Verstärkung in ihrer Umwelt als andere Menschen; das gilt auch für ihre Äußerungen, ihre

Leistungen und Verhaltensweisen, wobei Persönlichkeitsfaktoren eine Rolle spielen. Das Ausmaß der erreichbaren positiven Verstärkung ist also auch abhängig von Persönlichkeitsmerkmalen, den sogenannten instrumentellen Eigenschaften einer Person, von der Erreichbarkeit von Verstärkung in der Umgebung bis zur Häufigkeit potenziell verstärkender Ereignisse überhaupt. Eine Depression ist in dieser Denkweise eine Folge dessen, dass es zu selten zu einer positiver Verstärkung kommt. Therapeutisch sollte man familiendynamische Ansätze sowie sozialpsychiatrische Angebote einbeziehen (sozialpsychiatrische Dienste, ambulante psychiatrische Pflege, Gemeindeschwester u. Ä.).

Das kognitive Modell von Aaron T. BECK (1967; BECK u. a. 1981) geht von dysfunktionalen Denkstilen eines Menschen über sich selbst und über seine Leistungsfähigkeit aus, die in seiner bisherigen Lebensgeschichte erworben wurden und in aktuellen Situationen aktiviert werden (siehe Abbildung »Kognitives Depressionsmodell«). Der Depressive neigt dazu, seine eigene Person, seine Umwelt, seine Leistungsfähigkeit und anderes negativ zu sehen, was von Beck als »kognitive Triade« bezeichnet wurde.

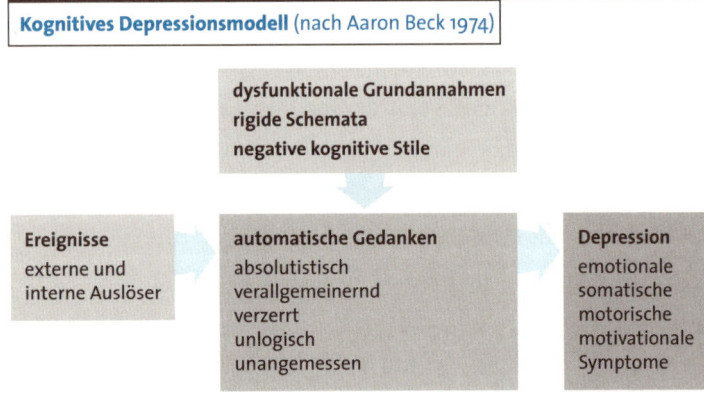

Kognitives Depressionsmodell (nach Aaron Beck 1974)

dysfunktionale Grundannahmen
rigide Schemata
negative kognitive Stile

Ereignisse	automatische Gedanken	Depression
externe und interne Auslöser	absolutistisch verallgemeinernd verzerrt unlogisch unangemessen	emotionale somatische motorische motivationale Symptome

Diese negativen Bilder von der eigenen Person (»Selbstschemata« genannt) werden durch entsprechende Ereignisse ausgelöst und als sogenannte automatische Gedanken aufrechterhalten. Automatische Gedanken sind Überlegungen, die unfreiwillig und stereotyp auftreten, immer vorhanden sind, nicht unterdrückt werden können. Sie scheinen von einer nicht zu hinterfragenden Plausibilität zu sein und übertönen aufgrund des negativen Selbstbildes alle angemessenen Gedanken, die eher der Realität und dem objektiven Selbstbild entsprechen würden (HAUTZINGER 1991). So könnte zum Beispiel das Nichtbestehen einer Prüfung in folgendem Sinn gedeutet werden: »Jetzt habe ich wieder einmal versagt. Das bestätigt, was ich immer schon dachte, nämlich dass ich nie etwas richtig gemacht habe. Das war immer schon so, das wird auch immer so sein, das wird sich immer wiederholen. Ich brauche gar nicht zur nächsten Prüfung anzutreten.« Mit einer solchen Haltung ist die Grundlage für eine Depression bereits gelegt.

Depressive Personen neigen dazu, Schlussfolgerungen aus Ereignissen ohne ausreichende Begründung zu ziehen, und sehen nur die negativen Details – eine Variante menschlicher selektiver Wahrnehmung. Sie überschätzen die Leistung anderer und werten die eigene ab. Sie übergeneralisieren zudem alle negativen Ereignisse. Man kann das bei der Frage an einen Depressiven, was er am Wochenende zu Hause gemacht hat, eindrücklich erleben: Als Erstes wird all das geschildert, was schiefgegangen ist, und das überstrahlt dann alles andere, was gut gelaufen ist. Nun findet man solche Attributionsstile besonders häufig und ausgeprägt in der akuten depressiven Episode und sie sind, zumindest in diesem Ausmaß, außerhalb einer depressiven Erkrankung oft kaum mehr nachweisbar.

Im Leben eines Menschen gilt es, viele Entwicklungsschritte zu bewältigen; diese können biologischer oder psychologischer Art sein. Häufig handelt es sich um den Spannungsbogen zwischen Abhängigkeit versus Autonomie bzw. um Rollenwechsel, etwa die Übernahme einer Elternrolle oder Übernahme einer beruflichen Leitungsfunktion. Der in seinem inneren Ordnungsfeld eingeschlossene depressiv disponierte Mensch scheitert an dieser Entwicklungsanforderung, weil er den Übersprung nicht schafft und im Bisherigen verhaftet bleibt. So bleibt er sich und seiner Entwicklungsverpflichtung etwas »schuldig«. Dies ist eine Erklärung dafür, dass bei einer Depression häufig Schuldgefühle auftreten.

Es wurde auch diskutiert, ob je nach Geschlecht aufgrund unterschiedlicher Konstellationen der Beginn einer Depression anders ist (WOLFERSDORF u. a. 1999; WOLFERSDORF, SCHULTE-WEFERS 2006). Bei Männern sind die Auslösebedingungen einer Depression meist im Arbeitsbereich angesiedelt: Überforderung und Versagen bei Verlust der bisherigen Rolle, Rückstufung, Entlassung, chronische bzw. längerfristige Arbeitslosigkeit, körperliche Krankheit mit einschneidenden Rollenverlusten, Verlust von Einfluss und Macht, Krankheit, Alterungsprozesse u. v. m. Ihrem Selbstbild nach sind Männer dabei eher »starke Versorger«, weswegen sie ein Scheitern als individuelle und als Beziehungskatastrophe erleben.

Frauen weisen andere Auslösebedingungen bzw. Risikokonstellationen auf: längerfristige Überforderung durch Doppelrolle von Hausfrau und Beruf in Kombination mit aktueller familiärer Problematik, fehlendes soziales Netz, fehlende intime bzw. persönliche Beziehung, zum Beispiel keine persönliche Freundin, Rollenwechsel als Mutter, Rollenwechsel in der

Partnerschaft, neue Mutterrolle etc. Im Selbstbild gilt die Frau eher als »aufopfernde Versagerin« und als Trägerin von Emotionen; »weibliche Klagsamkeit« wird gesellschaftlich eher akzeptiert.

■■ Unterschiedliche Verläufe

Häufig wird gefragt, wie lange denn eine depressive Episode dauere. Aus der klinischen Erfahrung gibt man dann vier bis sechs Monate an, wenngleich die Datenlage hierzu unbefriedigend ist. Paul HOFF (1999) rechnet bei einer unbehandelten oder unzureichend behandelten depressiven Episode mit einer Dauer von 6 bis 24 Monaten. Dies bedeutet, dass – bci ciner zu erwartenden Besserung einer akuten depressiven Störung um die 70 bis 80 Prozent – das Problem der Depressionsbehandlung heutzutage nicht nur oder nicht mehr allein in der Behandlung der akuten Depression besteht. Vielmehr muss man sich bei jedem depressiv kranken Menschen zugleich Gedanken über die Vermeidung zukünftiger depressiver Episoden machen.

Über die Faktoren, die den Verlauf einer Depression bestimmen, liegen relativ wenig Daten vor. Im Laufe eines Lebens muss man heute bei unipolar Depressiven von einer mittleren Episodenzahl von drei bis vier ausgehen. Jules ANGST (1987) hat in seinen Studien für unipolar Depressive vier, für bipolar Erkrankte (manisch-depressiv) zehn Episoden errechnet. Nach Paul HOFF (1999) nimmt die Wahrscheinlichkeit dafür, dass Depressionen wieder auftreten, mit der Anzahl der Episoden zu. Entsprechend kann man nach einer (oder der ersten) depressiven Episode mit etwa 50-prozentiger Wahrscheinlichkeit mit einer zweiten Episode rechnen.

Jenseits solcher Wahrscheinlichkeiten haben erneute Episoden natürlich häufig mit dem weiteren Lebensverlauf, gegebenenfalls mit neuen oder alten unbewältigten kritischen Lebensereignissen zu tun.»Behandlung« muss deshalb immer psychische und soziale Stabilisierung des betreffenden Menschen
bedeuten.

In zwei eigenen Studien von schwer depressiv Kranken be-
trug der Anteil »ungünstiger Verläufe« 17 Prozent; umgekehrt
lag der Anteil der günstigeren Verläufe bei deutlich über 80 Prozent. Bei einer 6-Jahres-Verlaufsstudie (RUPPE 1996) war in den
ganzen sechs Jahren nach einer Depression ein Drittel symptomfrei, 27 Prozent waren wieder erkrankt, entweder unipolar
depressiv oder bipolar (also manisch-depressiv). Und 18 Prozent zeigten chronische Verläufe, d.h. depressive Erkrankungen, die länger als zwei Jahre andauerten.

Die beste *Prognose* besteht dann, wenn eine depressive Episode voll ausheilt (volle »Remission«). Daneben gibt es solche
mit partieller Remission, d.h. mit einer episodenüberdauernden
depressiven Symptomatik, meistens im Bereich von Herabgestimmtheit und reduziertem Antrieb. Hierzu gehören auch diejenigen Patienten, die rasch erneut depressiv erkranken, bzw.
jene, die in eine Erwerbsunfähigkeit wegen weiter bestehender
depressiver Symptomatik oder erneuter depressiver Erkrankung eintreten.

Edith HOLSBOER-TRACHSLER und Christian VANONI (1998)
haben mit einem Stress-Verletzlichkeits-Modell der Depression
versucht, die hohe Anfälligkeit für weitere depressive Störungen
nach einer ersten Depression zu erklären. Dabei entsteht durch
jede depressive Erkrankung, die man als Stress definieren kann,
eine Sensibilisierung im neurobiologischen Bereich und es ver-

bleiben »neurobiologische Narben«, die für sich selbst bereits einen zusätzlichen Verletzlichkeitsfaktor darstellen. Das würde heißen: Wer einmal depressiv war, hat eine deutlich erhöhte, nach Paul HOFF (1999) sogar 50-prozentig erhöhte Wahrscheinlichkeit, wieder depressiv zu erkranken. Dies weist also auf die Notwendigkeit hin, die Betroffenen angemessen psychotherapeutisch, psychosozial und gegebenenfalls medikamentös zu behandeln bzw. zu begleiten.

MERKE Wie eine Depression in Bezug auf die Lebensspanne verläuft, können auch Fachleute nicht sicher vorhersagen. Wie sich der weitere Verlauf entwickelt, hängt wesentlich davon ab, ob sich der Betreffende Hilfe holt und wie er seine belastende Lebenssituation verbessert. Prophylaxe ist grundsätzlich möglich! Fest steht auch, dass neuerliche Episoden keine Katastrophen sind, sondern dass es auch dann darum geht, die neuerlichen psychischen Einbrüche zu bewältigen.

Die therapeutischen Möglichkeiten der Psychiatrie, der Psychotherapie und der Psychosomatik sind inzwischen sehr vielfältig. Dies lässt sich aufgrund unseres heutigen Verständnisses erklären, dass psychische Erkrankungen von ihrer Verursachung her etwas sehr Komplexes sind (biologisch-genetisch, psychisch, lebensgeschichtlich, psychosozial).

Die nachfolgende Liste der » Therapieformen der klinischen Psychiatrie« gibt einen ersten Überblick.

Therapieformen der klinischen Psychiatrie

Psychotherapie und diese ergänzende Verfahren

- allgemeine psychotherapeutisch orientierte Beziehungsarbeit / -pflege
- Einzel- und Gruppenpsychotherapie
- Familientherapie, Angehörigenarbeit, Selbsthilfegruppen für Depressive
- Psychoedukation für Patienten und Angehörige, spezifische Trainingsgruppen (z. B. Früherkennung, Selbstsicherheitsgruppen, soziales Kompetenztraining)
- Entspannungsmethoden (z. B. progressive Muskelentspannung)
- Körperbezogene Therapien (z. B. psychiatrische Sport- und Bewegungstherapie, Tanztherapie)
- Ergotherapie, ergotherapeutische Leistungsdiagnostik, kognitives Training
- Kreativtherapien (z. B. Kunst-, Gestaltungs-, Musiktherapie)
- Hypnose, Autogenes Training

Rehabilitative Behandlungsmaßnahmen in der Akuttherapie

- tagesstrukturierende Maßnahmen
- psychagogisch-psychoedukative Trainingsgruppen (z. B. Problemlösungsgruppen, Bewältigungsstrategien)
- Arbeitstherapie (intern, extern; industriell), berufliche Rehabilitation, Werkstatt für Menschen mit Behinderungent
- Wohnen (selbstständig, Wohnheim, Heimbereich, Tagesklinik, psychiatrische Klinik)
- aufsuchende ambulante psychiatrische Pflege

Biologische bzw. körperbezogene Behandlungsansätze

◻ Psychopharmakotherapie

◻ Schlafentzug

◻ Lichttherapie

◻ Elektrokrampftherapie

◻ Massagen, Gymnastik, Sport, Sauna, Hydrotherapie, i. e. S. Körperpsychiatrie

◻ Mitbehandlung körperlicher Erkrankungen

■■ **Frühzeitige therapeutische Begleitung**

Depressive Störungen manifestieren sich im Leben eines Menschen sehr häufig zu Zeitpunkten, an denen Entwicklungsschritte und Veränderungsnotwendigkeiten auftauchen. Diese können biologischer oder psychologischer Art sein. Biologische Faktoren sind Schwangerschaft, Geburt eines Kindes, Eintreten der Wechseljahre und dadurch bedingte psychosexuelle Veränderungen, Erkrankungen etc. Zu den psychologischen Faktoren gehört der Autonomie-Abhängigkeits-Konflikt etwa beim Verlassen des Elternhauses, bei einer schweren Erkrankung, im höheren Alter, bei einer Abhängigkeitsproblematik und in Verlustsituationen. Häufig geht eine biologische Veränderung mit einer psychologischen einher und auch psychologische Einflüsse können zu biologischen Beeinträchtigungen beitragen. So führt die Geburt eines Kindes auch zu einer Neudefinition der eigenen Partnerschaft: von der Zweierbeziehung zur Familie. Die sogenannte Wochenbettdepression kann so auch in psychologischem Zusammenhang gesehen werden.

Die klimakterische Depression, die wie erwähnt eigentlich eine zeitliche Zuordnung, nämlich eine Depression im Zeitraum der Wechseljahre meint, mag auch mit rein körperlichen

Einflüssen (Hormonveränderungen) bei der Frau zusammenhängen. Aber es darf deshalb nicht vernachlässigt werden, dass
es in dieser Zeit zu erheblichen Rollenveränderungen kommt.
So ändert sich die Mutterrolle dadurch, dass die Kinder weg-
gehen, und die Partnerschaft muss neu definiert werden. Auch
bei Männern lassen sich Besonderheiten beobachten. Bei ihnen
führt eine Verwitwung insbesondere in den darauf folgenden
Monaten zu einer erhöhten Suizidrate, aber auch zu einer erhöhten Anfälligkeit bzw. Dekompensationsbereitschaft für
körperliche Erkrankungen – auch wenn diese bisher seit Jahrzehnten stabil gewesen sind. Die Sterblichkeit und die Erkrankungen nehmen bei Männern nach einer Verwitwung zu; im
Prozess der Trauer scheint es auch zu einer Verschlechterung
des Immunsystems und zu anderen körperlichen Beeinträchtigungen zu kommen.

Ganz besonders die Hausärzte sind es, die ihre Patienten
und deren Familien kennen und schon lange begleiten. Sie sind
es auch, die depressive Erkrankungen rechtzeitig erkennen und
adäquat behandeln können. Familiendramen, unerwünschte
Veränderungen, Intergenerationskonflikte, traumatische Ereignisse wie Unfälle, unerwartete Todesfälle, das Auftreten schwerer Erkrankungen, Arbeitslosigkeit, sozialer Abstieg usw. sind
Zeiten, die häufig mit psychischer Auffälligkeit einhergehen
und die unter diesem Aspekt vom Hausarzt beachtet werden
müssen. Kommt es dann zu einer entsprechenden Symptomatik,
so ist auch daran zu denken, ob eine Depression vorliegt.

Bei einer Depressionsbehandlung müssen heute psychotherapeutische, psychosoziale und medikamentöse Ansätze miteinander verbunden werden, und zwar in einem entwicklungsför-
derlichen ambulanten oder stationären Behandlungsrahmen.

Akutbehandlung der Depression im Alltag heute			
Psychotherapie	**Biologische Therapie**	**Soziotherapie**	**Selbsthilfe**
Einzelgespräche, Einzelpsychotherapie	Antidepressiva	Angehörigengruppen	Selbsthilfegruppen für Depressive
	Lichttherapie	Sozialarbeit	
Gruppenpsychotherapie	Wachtherapie / Schlafentzug	Ergotherapie	Selbsthilfe von Angehörigen
Selbstsicherheitstraining		Belastungstrainings	
Aktivierungsgruppe	Sport und Bewegung, Gymnastik	Rehabilitative Behandlungsmaßnahmen	
Entspannungsverfahren			
Gestaltungstherapie	Elektrokrampftherapie	Leistungserprobung und Diagnostik	
Kreativtherapien		Ambulante psychiatrische Pflege	

BASIS: empathisch-fürsorgliche therapeutische Beziehung, Aktivierung

Die theoretischen Hintergründe fur die Behandlung leiten sich aus unserem heutigen Wissen um Neurobiochemie, Tiefenpsychologie und Lerntheorie, die Bedeutung von kritischen Lebensereignissen und um die Besserungsverläufe und Langzeitprognosen ab. Dabei sind das Wissen um die aktuelle Symptomatik (Syndrom, Wahn, Suizidalität, Altersfärbung etc.) und die jeweilige Psychodynamik (Wechselwirkung zwischen Lebensereignissen, Belastungsfaktoren und der gewordenen Persönlichkeit) einschließlich des Wissens um den Verlauf (etwa Ersterkrankung oder Rückfall, unipolar oder bipolar) für die Therapiekonzeption bedeutsam.

Die inhaltlichen »Grundprinzipien« der Behandlung depressiv Kranker sind in der Tabelle »Grundprinzipien der Behandlung depressiver Störungen« aufgelistet.

Grundprinzipien der Behandlung depressiver Störungen

Therapie muss sein:

- ☐ beziehungsorientiert und verlässlich (d. h. Beziehungsarbeit, Psychotherapie)
- ☐ symptombezogen (d. h. Minimierung von Leiden etwa durch Antidepressiva)
- ☐ aktivierend (d. h. angemessene Anforderung stellen, weder Über- noch Unterforderung)
- ☐ personenbezogen (d. h. bezogen auf Alter, Geschlecht, Tätigkeit etc.)
- ☐ selbstwertbezogen (d. h. das Ich des Betroffener fördernd, wertschätzend, einbeziehend)
- ☐ rehabilitativ (d. h. Ziel ist die Arbeits- / Erwerbstähigkeit)
- ☐ interaktionell-psychosozial (d. h. das Umfeld einbeziehend)
- ☐ informierend und vorbeugend (d. h. Erkrankungsfaktoren erkennend, vermeidend)
- ☐ biografisch-tiefenpsychologisch bzw. lerntheoretisch-verstehend (d. h. eigene Geschichte erkennend)
- ☐ veränderungsorientiert-motivierend (d. h. antidepressiogen und verändernd)

Jede Therapie hat heute beziehungsorientiert zu sein, sie zeichnet sich durch *Regelmäßigkeit*, *Verlässlichkeit* sowie *Akzeptanz des Erkrankten* und seines Krankseins aus. Therapie hat außerdem *symptombezogen* zu arbeiten mit dem Ziel der Symptomreduktion und der Minimierung von Leiden. Sie muss *aktivierend* sein, um wieder an die alltägliche Leistungs- und an die Arbeitsfähigkeit heranzuführen. Und sie muss sich auf die Person des Betroffenen beziehen, also auf dessen Alter, Geschlecht, kulturelle Herkunft, Erwerbstätigkeit und allgemeine Lebenssituation. Die Therapie schließlich sollte *prophylaktisch* (vorbeugend) und psychoedukativ (informativ) sein. Das heißt, der Patient und die Angehörigen müssen um Risikofaktoren für eine eventuelle Wiedererkrankung wissen, sie müssen motiviert werden, diese zu erkennen und zu vermeiden, gegebenenfalls mit fachlicher Hilfe.

Daran knüpft die nächste Frage an: Was ist *erreichbar*? Nüchtern formuliert sind 60−70 Prozent Symptombesserung

mit Wiedererlangung der Arbeits- und Beziehungsfähigkeit sowie bei längerfristiger Therapie Rückfallvorbeugung mit einer
Verminderung der Krankheitsepisoden sowie Verschlechte-
rungsvorsorge möglich. Dazu gehören auch Einstellungsände-
rungen hinsichtlich des Umganges mit früher depressionsauslösenden Ereignissen, eventuell auch Änderung äußerer depressionsfördernder Faktoren in den Lebensbedingungen und im Arbeitsfeld. Dass dabei auch Angst vor Verlust des Arbeitsplatzes
eine Rolle spielt, wird zum Beispiel deutlich, wenn ein depressiv
kranker Schichtarbeiter lieber weiter »schichtet«, als seinen Arbeitsplatz zu gefährden. In der akuten Situation muss auch im
Auge behalten werden, dass Suizidalität vermieden wird (siehe
auch das Kapitel dazu). Insgesamt lässt die Verbesserung der Lebensqualität und auch die Verbesserung der Lebenszufrieden-
heit erreichen; dies ist beim depressiv Kranken immer auch damit verbunden, dass sich die Symptome bessern sowie Perspektive und Hoffnung für die Zukunft erworben werden.

TIPP Zur Vermeidung von Wiedererkrankungen sind besonders im ersten Jahr
nach einer depressiven Erkrankung wichtig: regelmäßige Therapietermine,
Fortführung antidepressiver Medikation und die allmähliche Stärkung der
Belastbarkeit durch eine gestufte Wiedereingliederung in die Erwerbstätigkeit,
durch eine Neuorganisation des Haushalts etc.

BEISPIEL Ein depressiv gewordener Betriebswirt und Jurist, 52 Jahre alt, verheiratet und im gehobenen Management tätig, zeigt einen positiven Verlauf, wenn es um die Beseitigung depressionsfördernder Faktoren am Arbeitsplatz und um die Reintegration
in eine vorher leitende Funktion geht. Er hat diese Funktion seit
mehr als 15 Jahren. Im letzten Jahr fühlte er sich – und dies wur-

de auch durch die Betriebsleitung bestätigt – durch einen neuen
zweiten Geschäftsführer unter Druck gesetzt und verleumdet;
dieser wollte anscheinend einen Kollegen aus seiner früheren
Firma in diese Position bringen. Während der Auseinandersetzung mit dem zweiten Geschäftsführer, den der Patient als existenzbedrohend empfand, entwickelte er Schlafstörungen, Unruhezustände und es kam zu Fehlern in der Abteilung, die ihm wiederum vorgehalten wurden. So geriet er in einen depressivängstlichen Panikzustand.

Er kam dann notfallmäßig aus eigenem Antrieb in kurzfristige
stationäre psychiatrisch-psychotherapeutische Behandlung.
Der Mann war in seinem bisherigen Leben nie psychisch auffällig gewesen. Unter medikamentöser antidepressiver und neuroleptischer Therapie – eingebettet in das Therapiekonzept mit
Einzel- und Gruppenpsychotherapie und weiteren Maßnahmen
des Depressionszentrums – kommt es zu einer raschen Symptombesserung und er kann nach Hause entlassen werden. Am
Arbeitsplatz erfolgt zwischenzeitlich eine Klärung der Arbeitssituation, der zweite Geschäftsführer wird im Rahmen einer Umstrukturierung entlassen – sein Vorgehen gegen den Kollegen
wird von der Firma objektiv bestätigt. Es erfolgt eine gestufte
Wiedereingliederung in die alte Position; dies geht mit einer regelmäßigen ambulanten tiefenpsychologischen Psychotherapie
sowie der Fortsetzung der antidepressiven Medikation einher.
Nach etwa einem Jahr ambulanter Therapie wird die psychiatrisch-psychotherapeutische Begleitung abgeschlossen. ◻

BEISPIEL Ein 44-jähriger Ingenieur, der Sportler und in leitender
Funktion bei einem großen Betrieb für Marketing tätig ist, befand sich in einer tiefenpsychologischen Einzeltherapie; gleichzeitig erhielt er eine antidepressive Medikation. Er bekam einen

sogenannten selektiven Serotonin-Wiederaufnahmehemmer (SSRI) als Antidepressivum. Diagnostisch handelte es sich um einen depressiv kranken Menschen mit wiederkehrenden Episoden, die auch im Zusammenhang mit seiner depressiv-zwanghaften Persönlichkeitsstruktur zu sehen waren, bei einer insgesamt extrem leistungsorientierten Grundeinstellung. Der Mann war bis dahin nie in stationärer antidepressiver Therapie, sondern stets in ambulanter Behandlung gewesen. In einer Einzeltherapiesitzung erzählt er Folgendes: »Wenn meine Stimmung besser ist, geht man in eine aktivere Rolle, hat Erfolg und schon stimmt das Bild wieder. Dann wird auch die Stimmung besser!« Damit die Stimmung besser werde, müsse er etwas tun, etwa ein Medikament gegen seine Depression nehmen. Und weiter: »Wenn ich aktiv etwas tue, Erfolg habe, dann habe ich nicht das Gefühl, versagt zu haben!« Darunter versteht er zum Beispiel Sport zu treiben. Aktivität in Sport oder Beruf könne ihm helfen, auch wenn er das Gefühl habe, er sei sehr zögerlich, er sei ein Versager. Daran anschließend äußert er: »Wenn ich Erfolg habe, auch wenn es mir schlecht geht, dann kann ich mich wieder anders sehen, dann stimmt das Bild von mir wieder, dann kann ich auch aktiver sein, dann wird auch meine Stimmung wieder besser, dann habe ich auch wieder Erfolg.« Hier helfe ihm, sich zu sagen, dass er doch eigentlich auch in schlechten Zeiten immer Erfolg gehabt habe. ◻

Daraus lässt sich ableiten, dass es verschiedene Ansätze zur Depressionsbehandlung gibt. Ein Ansatz ist die *Besserung der Stimmungslage*, etwa durch die Einnahme eines Medikamentes. Eine andere Möglichkeit ist *Aktivität*, um gegen das Gefühl, ein Versager zu sein, anzugehen. Es gibt hier unterschiedliche Ansätze, die zum einen auf die Gestimmtheit abzielen. Zum anderen richten sie sich auf die Aktivität, die körperliche und geistige Leistungsfähigkeit, auf die »Anspannung«, die das Gefühl vermittelt, doch noch leistungsfähig zu sein, selbst wenn man sich schwach und erschöpft fühlt. Es geht auch um Erfolgserlebnisse, und zwar egal, ob es sich nun um den Abschluss einer Arbeit im Haushalt, um Erfolg im Betrieb oder beim Jogging handelt. Entscheidend ist die Stimmungslage, Aktivität und das Selbstbild.

BEISPIEL Ein anderer Patient, 84 Jahre alt, verwitwet, der sich nach einem sehr aktiven Leben als Architekt zunehmend vereinsamt fühlte, leistete sich jedes Jahr mindestens zwei Busreisen in eine berühmte und interessante Stadt Europas. Ihm selbst ging es darum, »mit jungen Menschen zusammen zu sein, mit denen ich reden kann, die meine Erfahrung schätzen, mein städtebauliches Interesse, mein historisches Interesse, und mit denen ich mich unterhalten kann, die sich auch ein bisschen um mich kümmern, mich auf nächtliche Kneipentouren mitnehmen, auch wenn mich das sehr anstrengt.« ◻

Die gezielte Unterbrechung der inneren und äußeren Vereinsamung durch einen bewusst herbeigeführten sozialen Kontakt, der erwünscht ist und als förderlich gesehen wird, wird hier zum eigentherapeutischen Mittel. Dies geschieht, obwohl es anstrengend ist.

BEISPIEL Ein 49-jähriger Kaufmann und Betriebswirt, im gehobenen Marketing einer großen Firma jahrelang tätig, wurde wegen mehrerer depressiver Episoden vorzeitig in den Ruhestand versetzt. Beim Jogging hatte er einmal die Erfahrung gemacht, dass seine Stimmung im Zustand der völligen körperlichen Erschöpftheit sehr viel »leichter« wird. Seit dieser Zeit läuft er täglich sechs bis sieben Kilometer mit Stoppuhr und Pulsmesser. Im

Sommer schwimmt er zusätzlich täglich ein bis drei Kilometer
im Schwimmbad nebenan. Er hat immer noch depressive Phasen, aber sie sind nicht mehr so tief. Und er hat vor allem das Gefühl, damit aktiv umgehen zu können, für sich selbst etwas tun
zu können und nicht nur Lithium und ein Antidepressivum in
der depressiven Episode einzunehmen. ▫

Das Wissen, die Kompetenz und dann auch die Fähigkeit
oder Kraft, in der Depression trotzdem *etwas für sich selbst tun*
zu können, sind wichtige Ziele ambulanter und stationärer antidepressiver Therapie. Hierzu braucht man natürlich auch das
Wissen um die verschiedenen Möglichkeiten, die es heute gibt.

TIPP Um etwas für sich zu tun, haben sich körperliche Aktivitäten wie regelmäßiges Laufen (Jogging), Schwimmen, Wandern, zügiges Walking u. Ä. bewährt.
Regelmäßigkeit ist dabei wichtiger als Leistung!

Die Therapieziele der Depressionsbehandlung erfordern unterschiedliche Therapiemaßnahmen. Wie der eben erwähnte Patient gesagt hat: Wenn er aktiv sei, hat er nicht das Gefühl, ein
Versager zu sein, auch wenn er sich nicht gut dabei fühlt; wenn
er Erfolg hat, ändert sich sein Bild von sich selbst; wenn seine
Stimmung besser ist, dann kann er auch wieder eine aktivere
Rolle einnehmen. Als therapeutische Anmerkung kann man
noch hinzufügen: »Und selbst wenn Sie sich überfordert haben,
ist das kein Scheitern. Nein, es ist sogar als Erfahrung hilfreich,
wo Sie doch derzeit noch an die Grenzen Ihrer Belastbarkeit
stoßen.« Es geht also um einen differentiellen Ansatz innerhalb
der Therapie, also um einen Ansatz, bei dem bezogen auf die unterschiedlichen Beschwerden, Symptome, Verhaltensstörungen
zwischen verschiedenen Patientengruppen unterschieden wird.

Die verschiedenen Ansätze werden in der folgenden Tabelle beschrieben.

Therapieansätze bei Depressionen	
Depression	**Therapeutischer Ansatz / Schwerpunkte**
Symptomatik / Syndrom (Affektivität, Kognition, Antrieb. Vitalstörung)	im Wesentlichen Antidepressiva, dann Neuroleptika, Tranquilizer / Anxiolytika
Verhalten (appellativ, Rückzug, Interaktionsstörung)	hilfreicher Umgang, Verhaltenstherapie klientenzentriert (Empathie, Verstärkung)
Psychodynamik (Triebkonflikt, Strukturkoriflikt)	tiefenpsychologisch orientierte Psychotherapie, kognitive Verhaltenstherapie, Interpersonelle Psychotherapie
Persönlichkeitsstruktur	Psychotherapie (tiefenpsychologisch, KVT)
Umfeld / Arbeit (Interaktion, depressionsfördernde Arbeitssituation)	Sozialarbeit, Familientherapie, Systemische Therapie
Körperliche Krankheit	internistisch bzw. fachbezogene Mitbehandlung
Interaktionsstörung (Beziehungs-, Partnerprobleme)	Paar-, Familientherapie, Angehörigenarbeit
Verlauf	Rezidiv-, Verschlechterungsprophylaxe (medikamentös, psychosozial, psychotherapeutisch)

MERKE Die therapeutische Behandlung einer Depression umfasst drei Komponenten: eine *psychotherapeutische* Begleitung in Einzelgesprächen oder in Gruppen, eine *medikamentöse* Behandlung mindestens in der akuten depressiven Episode (4–6 Monate) und noch einmal 4–6 Monate danach sowie eine *soziotherapeutische* Unterstützung in der Familie, am Arbeitsplatz etc.

Psychotherapie bedeutet wörtlich übersetzt »Behandlung der Seele«. Dabei werden psychisch, emotional und psychosomatisch bedingte Krankheiten (z. B. Ängste, Depressionen usw.) mit Hilfe psychologischer, d. h. wissenschaftlich fundierter Methoden behandelt. Ziele von Psychotherapie sind zunächst Symptombesserung und somit eine wesentliche Entlastung des Patienten. Darüber hinaus geht es aber auch um die gezielte Förderung eigener Fähigkeiten und Ressourcen, um ein Verständnis für Entstehung und Aufrechterhaltung der Erkrankung, um daraus abgeleitete Strategien und Kompetenzen zur Änderung von Lebenssituationen (falls möglich) oder um einen alternativen, neuen Umgang damit. Eine wichtige Rolle kann auch das Bewusstmachen von ins Unterbewusstsein verdrängten Konflikten und traumatischen Erlebnissen einnehmen; dies ermöglicht eine adäquate (zielgerichtete) Verarbeitung.

Psychotherapie darf nur von Ärzten oder Psychologen angeboten werden, die nach ihrem abgeschlossenen Studium (Medizin oder Psychologie) eine zusätzliche Ausbildung zum Psychotherapeuten absolviert haben. Diese Ausbildung zum Psychotherapeuten erstreckt sich für beide Berufsgruppen über einen Zeitraum von drei bis fünf Jahren und enthält Theorieunterricht, Selbsterfahrung, regelmäßige Supervision sowie praktische Erfahrung in der Arbeit mit Patienten. Dabei werden spezielle Kenntnisse über verschiedene seelische Störungen und deren adäquate Behandlung erworben.

Man unterscheidet *Ärztliche und Psychologische Psychotherapeuten*. Der Psychologische Psychotherapeut hat Psychologie studiert, arbeitet also auf der Grundlage wissenschaftlicher Erkenntnisse über menschliches Denken, Fühlen und Handeln. Nach dem Abschluss seines Studiums schließt dann die Ausbildung zum Psychologischen Psychotherapeuten an.

Der Ärztliche Psychotherapeut oder Facharzt für Psychiatrie und Psychotherapie hat Medizin studiert. Viele Ärzte spezialisieren sich nach dem Studium auf einen bestimmten Bereich und bilden sich weiter zu Fachärzten, z.B. als Dermatologe (=Hautarzt). Der Ärztliche Psychotherapeut hat sich nach seinem Studium auf den Fachbereich Psychiatrie/Psychotherapie spezialisiert. Im Unterschied zum (nichtärztlichen) Psychologischen Psychotherapeuten ist der Psychiater sowie auch der Ärztliche Psychotherapeut zum Verschreiben von Medikamenten befähigt und berechtigt.

Weiterhin unterscheidet man verschiedene *Therapieverfahren* zur Behandlung von Depressionen, die von den gesetzlichen Krankenkassen finanziert werden: (kognitive) Verhaltenstherapie, Psychoanalyse, tiefenpsychologisch fundierte Therapie (psychodynamische Psychotherapie), wissenschaftliche Gesprächspsychotherapie, Familientherapie.

Die *Verhaltenstherapie* legt den Schwerpunkt auf die Gegenwart des Patienten. Sie geht davon aus, dass sowohl gesundes als auch krankes Verhalten »gelernt« worden ist, d.h. bestimmtes Verhalten aufgrund von positiven Konsequenzen häufiger, anderes Verhalten aufgrund von negativen Konsequenzen seltener gezeigt wird. Ziel der Verhaltenstherapie ist zunächst das krankheitsauslösende und -erhaltende Denken, Fühlen und Handeln an sich, aber auch die Bedingungen und Konsequenzen dieses Denkens, Fühlens und Handelns zu erkennen. Dieses Verhalten wird dann mithilfe verschiedener Methoden verändert. Depressionen werden nach dem Verständnis der kognitiven Verhaltenstherapie (KVT) sowohl durch gedankliche (kognitive) Prozesse als auch durch Defizite und den Verlust von Verstärkern (Aktivitätsrate, Fertigkeiten, Belastungen) bedingt. In der kognitiven Verhaltenstherapie der Depression gibt es im Wesentlichen die folgenden vier Elemente: Aufbau von Aktivitäten, Verbesserung des Sozial-, Kommunikations- und Interaktionsverhaltens, Erkennen, Überprüfen und ggf. Korrigieren dysfunktionaler (d.h. nicht zielführender) Einstellungen, Überzeugungen, Denk- und Beurteilungsweisen, Aufbau eines Bewältigungs- und Problemlöserepertoires für zukünftige Krisen.

Die *Psychoanalyse* bzw. *tiefenpsychologisch-psychodynamische Psychotherapie* geht davon aus, dass die seelischen Beschwerden des Patienten auf unbewusste innere Konflikte zurückzuführen sind (z.B. negative Erfahrungen in der Kindheit). Mithilfe der Behandlung werden diese bewusst gemacht. Konflikte können so neu erlebt und gemeinsam mit dem Therapeuten anders bearbeitet werden. Eine Psychoanalyse kann mehrere Jahre lang dauern. Aus der Psychoanalyse haben sich verschiedene psychodynamische Therapieverfahren entwickelt, zu denen auch die tiefenpsychologisch fundierte Psychotherapie gehört; diese nehmen jedoch in der Regel deutlich weniger Zeit in Anspruch als die Psychoanalyse. Der tiefenpsychologische Ansatz in der Psychotherapie schreibt unbewussten seelischen Vorgängen einen zentralen Stellenwert bei der Erklärung des menschlichen Erlebens und Verhaltens zu (Psychodynamik). Für die Entstehung der genannten innerseelischen Kräfte ist die Prägung durch emotionale und Beziehungserfahrungen in der Kindheit und Jugend von entscheidender Bedeutung. Bei später depressiv Erkrankten geht man hierbei von einer zentralen Rolle von Verlust-, Verunsicherungs- und Enttäuschungserlebnissen aus. In der Folge kommt es häufig zu überdauernder Unsicherheit in zwischenmenschlichen Beziehungen oder dem Gefühl der Hilflosigkeit mit Verlustangst.

Hoher Anspruch an die eigene Leistungsfähigkeit oder übermäßiges Fürsorgeverhalten für andere sind Ausdruck eines Kompensationsversuchs, der Anerkennung und Zuwendung sichern und Ängste abwehren soll. Tiefenpsychologische Psychotherapie versucht durch Klärung und Bewusstwerdung der zunächst unbewussten Prozesse im Rahmen der therapeutischen Beziehung alternative Beziehungserfahrungen möglich zu machen und geeignetere Verhaltensweisen für die Konfliktsituationen der aktuellen Lebensphase zu erarbeiten.

Unabhängig von der Art der Psychotherapie ist eine vertrauensvolle und tragfähige *Beziehung* zwischen Patient und Therapeut besonders wichtig und die Voraussetzung für eine gelingende Psychotherapie.

Psychotherapie lässt sich definieren als *eine spezifische Methode der Interaktion*, meist verbaler Art, zwischen einem hierin ausgebildeten Therapeuten und einem Patienten. Sie basiert auf einem beiderseits akzeptierten Krankheits- und Störungskonzept sowie einer daraus ableitbaren Behandlungskonzeption. Eine psychotherapeutische Beziehungsgestaltung beruht auf:

◻ Einfühlungsvermögen
◻ Akzeptanz des Patienten und seines Störungsbildes
◻ Fürsorge für ihn (einschließlich möglicher notwendiger Sicherung)
◻ der Versuch, ein gemeinsames Störungsverständnis zu entwickeln
◻ positive Verstärkung von Veränderungswünschen

Allgemeine Wirkfaktoren jeder psychotherapeutischen Arbeit sind:

◻ eine intensive, emotional besetzte und vertrauensvolle Beziehung zwischen einem Hilfesuchenden und einem Helfer
◻ das Angebot eines Erklärungsprinzips für Erkrankung und Behandlung
◻ die Analyse der Problemsituation mit Erarbeitung von Bewältigungsmöglichkeiten
◻ die Vermittlung von Hoffnung und auch von Erfolgserlebnissen
◻ die Förderung eines emotionalen Erlebens als Voraussetzung für Einstellungs- und Verhaltensänderungen

In Anlehnung an Carl R. ROGERS (1973) sieht Elisabeth HEIM (1981) in der Beziehung eine wichtige Voraussetzung jeglicher Therapie: »Fest steht jedenfalls jetzt schon, dass Individuen, die Hilfe suchen, vorweg auf eine gute und befriedigende zwischenmenschliche Beziehung angewiesen sind.« Positive Wertschätzung des depressiv kranken Menschen und emotionale Wärme in der Beziehung, empathisches Verstehen der intrapsychischen Abläufe und das Vermitteln dieses Verstehens an den Patienten sowie Echtheit im Verhalten des Therapeuten sind wichtige Variablen auf therapeutischer Seite. Eine solche Haltung sei gerade für schwer gestörte Patienten notwendig.

Was bedeutet dies nun für depressiv kranke Menschen?

Gaetano BENEDETTI (1988) geht aus von drei Hauptkomplexen der Depression, nämlich *Abhängigkeit, Selbstaggression* und *gestörte Idealbildung*.

Zwei aus der Schule von Gaetano Benedetti stammende Mitarbeiterinnen, Marina SAVIOTTI (1983) und Teresa C. PIACENTINI (1983), haben den Beziehungsaspekt – Begleitung des Patienten, Sympathie für ihn, Nähe zu seinen Problemen, Geduld, einfühlende Identifikation – in das Zentrum psychotherapeutischer Arbeit mit depressiv kranken Menschen gestellt. Christian

REIMER (1996) empfiehlt, in der Therapie depressiver Patienten sehr genau nach Konstellationen zu suchen, die zu wiederkehrenden Reaktionen (»anniversary reactions«) und daraus folgenden depressiven Symptombildungen führen. Dabei komme traumatischen Erfahrungen von »Objektverlust« durch Trennung oder Tod und den sich daraus ergebenden Störungen der Trauerprozesse eine besondere Bedeutung zu. Der Weg zum Verständnis des depressiven Erlebens ist für Reimer die genaue biografische und tiefenpsychologische Krankheitsgeschichte. Von besonderer Bedeutung sind dabei die Analyse von Abhängigkeiten in früheren und späteren Beziehungen sowie die Analyse von Trennungs- und Verlusterlebnissen, von Ereignissen, die zu den genannten wiederkehrenden Reaktionen oder zu Wiederholungszwängen führen können.

Herbert WILL (1999; 2001) hat anhand der von ihm in den verschiedenen Psychotherapiekonzepten gefundenen Grundkonstellationen zwei Konfigurationen depressiv kranker Menschen beschrieben, nämlich einen objektbezogenen Typus und einen selbstkritisch-autonomen Typus. Er meint, dass beim Ersteren psychoanalytisch-tiefenpsychologische Psychotherapieansätze wenig effektiv seien. Dagegen würde sich eine Psychotherapieform mit einer direkten Interaktion (wie die kognitive Verhaltenstherapie oder die interpersonelle Psychotherapie und auch die antidepressive Medikation) positiver auswirken. Bei Letzteren empfehle sich eher eine intensive längerfristige psychoanalytische bzw. tiefenpsychologisch fundierte Psychotherapie; diese Patienten bräuchten auch sehr viel Zeit für psychotherapeutische Arbeit.

Dieser Ansatz lässt sich zwanglos auf die klinische Erfahrung in ambulanter und stationärer Therapie depressiv kranker

Menschen übertragen. Der »objektbezogene Typus« im Sinne von H. Will wäre derjenige Patient, dessen Depression im Kontext einer Beziehungsproblematik zu sehen ist, der sich hinsichtlich seiner Charakterstruktur durch Ängstlichkeit, Vermeidung von Konflikten, Aggressionshemmung und ausgeprägte Bedürftigkeit nach Nähe, Fürsorge und Kümmern auszeichnet. Hier sind Therapieangebote, in denen sich der Therapeut aktiv, empathisch und fürsorglich einbringt, gut wirksam. Enthaltsamkeit, Zurückhaltung oder Distanz sind in der akuten Depressionsbehandlung nicht angebracht, sodass auch ein tiefenpsychologisch-psychoanalytisch orientierter Psychotherapeut fürsorglich-empathische und schützende Elemente in einer ersten Phase einbringen muss – sie arbeiten ansonsten oft mit einer gewissen persönlichen Distanz.

Der eher selbstkritisch-autonome Patient neigt auf der Basis eines ausgeprägten Über-Ichs dazu, sich zusammenzureißen; er prüft sich kritisch und hat eher Konzepte im Kopf, bei denen es um Versagen, um Schuld oder auch um Durchhaltenmüssen und um Verpflichtung geht; er ist aber weniger zugänglich für entlastende Krankheitskonzepte. Darunter fallen auch jene Depressiven, die erst dann in Therapie kommen, wenn es überhaupt nicht mehr geht, und diejenigen, die vor einer stationären Aufnahme erst noch alles »in Ordnung bringen«, obwohl sie seit Monaten längst schon überbelastet sind. Dieser Typus erinnert sehr stark an den von H. TELLENBACH beschriebenen »Typus melancholicus«, der durch starke Normorientierung, Eingeschlossensein in der eigenen Ordnungswelt, absolute Verpflichtung und durch das Merkmal charakterisiert ist, dass er das ganze Leben lang keine Geduld mit der eigenen Schwäche hatte.

Bei Letzterem empfiehlt sich eine langfristig angelegte Therapie tiefenpsychologischer Orientierung, wobei durchaus ver-
haltenstherapeutische oder kognitive Strategien, auch familientherapeutische Ansätze mit Einbeziehung des Partners und Psychoedukation bei einer konstanten Psychopharmakotherapie
angebracht sind.

▬ ▬ Zentrale Aspekte im Umgang mit depressiven Personen

Bedürftigkeit nach Zuwendung: Depressiv kranke Menschen zeigen
eine ausgeprägte und über das durchschnittliche Maß hinaus-
gehende Bedürftigkeit nach Zuwendung und Verständnis. Mögliche Folgen davon können sein: eine erhöhte Anpassung an
Partner und Umwelt, jegliche Form der Aggressionsvermeidung
bzw. wenn Aggressionsausdruck, dann eher indirekt, Notwendigkeit starker und immer wieder erfolgender Liebes- und Zu-
wendungsbeweise, was bis in die Forderung von Fürsorge und
Liebe gehen kann, Delegation von Verantwortung und Fürsorge an die Umwelt sowie die Ausprägung einer eher abhängigen
und unselbstständigen Lebensform, also deutliche Anklamme-
rungstendenzen in Partnerbeziehungen.

Verletzbarkeit des Selbstwertgefühls: Depressiv kranke Menschen weisen eine erhöhte Verletzbarkeit ihres Selbstwertgefühls auf, das
insgesamt sehr instabil ist und leicht in Selbstzweifel abrutscht.
Es kommen Gefühle von Wertlosigkeit, von Versagen, von Unat-
traktivität, von Nicht-gemocht-Werden oder Nicht-geschätzt-
Werden auf. Hier spielen zum einen ausgeprägte Leistungsorientiertheit – Fremdwertschätzung wird zur Selbstwertschätzung –,
eine Orientiertheit an Normen, die ungnädig, unduldsam, über-
korrekt eingehalten und auch eingefordert werden, zum anderen

Beziehungsaspekte eine Rolle, denn: »Verlassen zu werden, weil
nicht geliebt zu werden, heißt nichts wert zu sein.«

Siegfried ELHARDT (1983) hat auf die Grunderfahrung depressiv Kranker in ihrer Lebensgeschichte hingewiesen. Sie klingt in etwa so: »Um mich kümmert sich niemand, also bin ich niemandem etwas wert, also bin ich wertlos, und es fällt gar nicht auf, wenn es mich nicht mehr gibt.« Oder auch: »Mich versteht keiner, mich liebt keiner, ich bin keinem etwas wert, also bin ich nichts«. Daraus hat er die Zentralangst depressiver Menschen abgeleitet, aus der Geborgenheit von Symbiose herauszufallen, Selbst- und Fremdachtung durch Leistungsverlust zu verlieren. Daraus ergeben sich Gefühle der Hilflosigkeit, der Ohnmacht und der Existenzunfähigkeit.

Hier findet sich auch der selbstkritisch-autonome Typus, der unter einer ausgeprägten Über-Ich-Kontrolle steht und dessen zentrale Themen Selbstzweifel, Selbstanklage und Schuldgefühle sind.

Negative Einschätzung der eigenen Person: Im klinischen Alltag stößt man immer wieder auf depressive Patienten, die sich durch eine negative Einschätzung der eigenen Person, der eigenen bisherigen Lebensgeschichte, der vollbrachten Leistungen und auch ihrer Entwicklungsfähigkeit, ihrer Veränderungsmöglichkeiten in die Zukunft hinein auszeichnen. Dies geht mit einer Entwertung der gesamten eigenen Person einher – in der therapeutischen Situation manchmal auch eine Strategie zur Erlangung verstärkter Zuwendung. Der depressiv Kranke stellt sich als jemand dar, der der Zeit, der Kompetenz, des Interesses, der Fürsorge von therapeutischer Seite nicht wert ist. Würde man sich allerdings so verhalten, also keine Zeit mehr für den depressiv Kranken haben, würde dies sofort seine Ängste des Verlassenseins und Gefühle von Lebensunfähigkeit aktivieren und zu einer Verstärkung der Symptomatik führen. Dabei ist die Bewertung von Situationen, nicht etwa deren reale Bedrohlichkeit, das Wichtige.»Es kommt einem halt alles so schlimm vor, wenn es einem schlecht geht«, meinte eine ältere depressive Patientin, die wieder einmal unter Missempfindungen in der Hand infolge eines Halswirbelsyndroms litt. Das kannte sie zwar schon seit Jahrzehnten; sie stellte sie nun aber wieder in den Vordergrund. Denn wenn es so sei, müsse es einem ja schlecht gehen.

Hilflosigkeit: Hilflosigkeit kann so weit gehen, dass in der Depression die Verantwortung für das eigene Leben an Therapeuten delegiert wird. Dies geschieht im Sinne einer Suizidalität, die in die Zukunft projiziert wird:»Wenn man mir nicht helfen kann, wenn es mir nicht besser geht, bleibt mir nichts anderes übrig, als mir das Leben zu nehmen.«

Im Spannungsfeld zwischen Abhängigkeit und Autonomie wird der Helfer (Therapeuten wie Angehörige) einerseits sehr stark aktiviert, den doch so schwachen Kranken zu unterstützen, ihm zur Seite zu stehen, ja ihn geradezu am Leben zu erhalten. Andererseits erfolgen immer wieder»Attacken«, die vor dem Hintergrund eines Autonomiebestrebens des Patienten gegenüber dem Therapeuten zu sehen sind:»Mir kann man sowieso nicht helfen.« Oder:»Jetzt geben Sie mir schon das dritte Antidepressivum und es hilft mir immer noch nicht, im Gegenteil, es wird immer schlechter.«

»Hilflosigkeit« des Patienten darf nicht heißen, dass er nichts tun kann, nichts verändern kann, sondern dass er in seiner Aktivität Unterstützung braucht. Auf der Gefühlsseite geschieht dies durch einfühlsame Akzeptanz seiner Hilflosigkeits-

einstellung, auf der kognitiven Seite durch eine gemeinsame
Überprüfung der realen Situation (»Innenwelt im Vergleich zur
Außenwelt«) und auf der konkreten Handlungsebene durch eine Kompensation der sozialen Defizite. Als günstig erweisen
sich hier Strategien aus der kognitiven Verhaltenstherapie wie
die »Realitätsüberprüfung«. Damit wird das Ziel verfolgt, Ge-
neralisierungen und Unter- bzw. Überschätzungen der eigenen
Möglichkeiten zu relativieren.

Gefühle des Verlassenwerdens: Oben wurde bereits auf die Bedeutung
von Trennungs- und Verlustsituationen bzw. deren Wiederho-
lung im Sinn wiederkehrender Muster hingewiesen. Es werden
immer wieder Gefühle des Verlassenwerdens, des Verlusts, der
existenziellen Bedrohung aktiviert.

Kognitive Einengung: Depressiv Kranke sind in ihrem Denken stark
eingeengt, insbesondere wenn es sich um eine schwere depressive Erkrankung mit einer deutlichen affektiven Herabgestimmtheit handelt. Diese »kognitive Einengung« kann in ihrer stärks-
ten Ausgestaltung bis zum depressiven Wahn reichen, in dem
dann Befürchtungen, zum Beispiel schuldig geworden zu sein, in
Gewissheiten umkippen. Häufig ist man überrascht, dass es für
den depressiv Kranken so schwer ist, andere Denkmöglichkei-
ten wahrzunehmen.

Ich-Insuffizienz: Die bereits erwähnte »Hilflosigkeitseinstellung« ist
Teil einer eher globalen »Ich-Unzulänglichkeit«, in der depressiv Kranke insgesamt in ihrem Selbstgefühl verarmt und reduziert erscheinen. »Ich-Insuffizienz« heißt eigentlich »tiefes exis-
tenzielles Gefühl der Lebensunfähigkeit« und ist so mehr als eine »Hilflosigkeitseinstellung«.

Nimmt man diese Gemeinsamkeiten, so ergeben sich daraus
Konsequenzen für die »Beziehungsgestaltung«. Dies trifft auch

auf die gemeinsame Arbeit von Patient und Therapeut zu, die im Zentrum der Depressionsbehandlung steht. Konsequenzen aus dem oben Gesagten ergeben sich für den Umgang auf der realen Alltagsebene genauso wie für die Beziehung in der Psychotherapie, gleich ob in einem ambulanten oder stationären Setting. So verlangt »hohe Zuwendungsbedürftigkeit« auf Patientenseite in der Konsequenz auf therapeutisch-pflegerischer Seite das Angebot von Zeit, fürsorgliches Kümmern, Empathie und Akzeptanz, biografisch-lebensgeschichtliche Einbettung depressiven Krankseins. »Ich-Insuffizienz« und Hilflosigkeitseinstellung bedeuten etwa positive Verstärkung von Aktivitäten, bedingungsfreie Zuwendung, Aktivierung, d. h. Aufforderung zu gemeinsamem Tun, bis hin zur konkreten sozialarbeiterischen Unterstützung.

▪▪ Klagen erlaubt: Die psychotherapeutische Beziehung

Der Beziehung zum depressiv Kranken kommt ein zentraler Stellenwert in der Therapie zu. Es ist die große Crux der Hausärzte, dass sie depressiv kranken Menschen oft nur unregelmäßig, nur krisenbezogen, nur ausgerichtet an der Pharmakotherapie Kontakte anbieten (können). Dennoch: Die *Regelmäßigkeit* und *Zuverlässigkeit* eines Kontaktes sind für sich schon »antidepressiv« wirksam; sie vermitteln das Gefühl, jemandem etwas wert zu sein, wobei es dann nicht auf 20, 30 oder 40 Minuten ankommt. Empfehlungen wie: »Ich verschreibe Ihnen jetzt eine Packung mit dem Medikament, und wenn es zu Ende ist, kommen Sie wieder vorbei«, führen in der Regel dazu, dass der depressive Patient in den nächsten Tagen wieder anrufen und über Nebenwirkungen klagen wird. Hat er hingegen einen regelmäßigen Termin, wird er den Spannungsbogen bis dahin aushalten.

Im ärztlichen Bereich, ambulant oder in der Klinik, ist man rasch geneigt, Zuverlässigkeit in persönlichen Kontakten medizinisch-instrumentellen Notwendigkeiten zu unterwerfen. Dabei ist es gerade die Regelmäßigkeit, die eine Art Ordnung in das Beziehungsbedürfnis des depressiv Kranken bringt. Früher wurde (vorwiegend von psychoanalytisch-tiefenpsychologischer Seite her) noch diskutiert, dass man dem Depressiven doch seine »Oralität«, also sein überstarkes Bedürfnis nach Beziehung und Zuwendung, »abgewöhnen« müsse. Man tue ihm nichts Gutes, wenn man in dieses »Fass ohne Boden« Empathie und Zuwendung schütte, denn es reiche ohnehin nie aus.

Natürlich ist an solchen Überlegungen etwas Wahres; und es muss sich die übermächtige Bedürftigkeit des depressiv Kranken nach Beziehung und Nähe einem normalen Maß anpassen. Sonst würden auch die Angehörigen trotz aller Bemühungen immer wieder scheitern. Allerdings kann man jemanden, der sich emotional vor dem »Verhungern« fühlt, nicht dadurch an den Zustand gewöhnen, dass man ihn verhungern lässt. Beim depressiv Kranken hat man oft nach einem Gespräch das Gefühl, man könne noch mehr Zeit aufwenden, noch mehr Zuwendung bringen, noch mehr für ihn tun. Dennoch vermittelt er einem häufig das Gefühl, dass es immer noch zu wenig sei, dass man das tiefe Defizit nicht mehr auffüllen könne. »Wie viel Zeit habe ich noch?« ist ein Standardsatz einer depressiven Patientin in jeder wöchentlichen Psychotherapiesitzung, wobei sie (bisher) immer zu spät kam. Aber es geht auch nicht darum, dieses Defizit aufzufüllen. Vielmehr ist es wichtig, dem Patienten diese Defizite an Selbstgefühl, an erfahrener Emotionalität in der eigenen

Entwicklung deutlich zu machen und das damit verbundene Leid zu erkennen.

Es geht nicht um den Versuch, ein Defizit aufzufüllen, sondern darum, die Entstehung dieses Defizits zu verstehen, die traurige Entwicklung zu beklagen und alle möglichen Anstalten zu machen, für die eigene Gegenwart und Zukunft bessere emotionale Bedingungen zu schaffen und förderliche Erfahrungen zu machen, die den Patienten in stärkerem Maße bestätigen.

Hier darf Therapie jedoch nicht stehen bleiben. Wenn der Patient auf dieser Stufe verbleibt, handelt es sich um eine unvollständige, vielleicht sogar um eine schlechte Therapie – Therapie muss in die Zukunft schauen und überlegen, welche positiven Erfahrungen man im Leistungsbereich und in den persönlichen Beziehungen zukünftig machen kann, um nicht die erlittene »biografische Mangelsituation« zu wiederholen.

BEISPIEL Eine 28-jährige Patientin, deren Vater, ein Großbauer, gerade verstorben war, kam mit einer schweren Depression und suizidgefährdet in die psychiatrische Klinik. Sie war das erstgeborene Kind von zweien; der zwei Jahre jüngere Bruder hatte »als Mann« den Hof geerbt; sie selbst wurde ausgezahlt. So war es vom Vater im Testament verfügt. Die Patientin selbst klagte, sie sei doch immer der Liebling des Vaters gewesen, sie sei fast wie ein Junge aufgezogen worden, sie habe Männerarbeit gemacht genauso wie der Bruder, sie habe sich nicht in Kneipen und mit anderen herumgetrieben – sie hatte mit 28 Jahren noch keine sexuelle Beziehung – und sie sei auch nicht alkoholkrank wie der Bruder. Sie war fest davon ausgegangen, dass der Hof an sie falle. Diese Klage, ungerecht behandelt worden zu sein, wiederholte sich über mehrere stationäre Aufenthalte in den kommenden Jahren – und sie war berechtigt. Es waren eine Reihe von Jahren und mehrere stationäre Aufenthalte nötig, um über die Klage hinaus Trauerarbeit und Zukunftsorientierung zu leisten. ◻

Einer der »unspezifischen Wirkfaktoren« in der Psychotherapie ist das *Gefühl des Angenommenseins, des Akzeptiertseins, des Geschätztwerdens.* »Empathische Identifikation« hat es Teresa C. PIACENTINI (1983) genannt und damit das vor dem Hintergrund der eigenen empathischen Fähigkeiten und des eigenen theoretischen Wissens bemühte Einfühlen in depressives Erleben gemeint.

Grundelemente des hilfreichen Umgangs mit Depressiven

Empathie	Verständnis, Nähe vermitteln
Akzeptanz	Zulassen von Klagen; der Depressive darf depressiv sein; Klage hat Sinn; Wertschätzung
Hoffnung	stellvertretend vermitteln; Besserung ist möglich, braucht Zeit
Suizidprävention	offenes Ansprechen; Lebenskontinuität; Besserungschance mit Zukunftsperspektive vermitteln
Verstärkung	achten auf nicht depressive Äußerungen, diese positiv verstärken
Kompetenz	Krankheitskonzept gemeinsam entwickeln; Zuversicht, dass Hilfe möglich ist, dass Kenntnis der Krankheit gegeben ist
Aktivierung	Planung und Besprechung von Tagesstruktur und Aktivitäten
Realitätsprüfung	besprechen von innerem Erleben und der Diskrepanz zur Realität sowie der eigenen Anteile an der Psychodynamik
Motivation	zur Änderung depressiogener Faktoren, zum Anschauen und Entdecken, zu einer längerfristigen Psychotherapie – wichtige Aspekte, auf die der Depressive in der Therapie ein Recht hat.

Nach Herbert WILL (1999) geht es nicht einfach um eine »verstandesmäßige Bewältigung depressiven Erlebens«. Es müssten auch die unbewussten Prozesse einbezogen werden; denn Arbeit mit den unbewussten Konflikten sei für das Verständnis des Patienten unerlässlich. Die Analytikerin, die ja auch bereit sei, Ärger, Langeweile oder Wut zu erleben, erhalte »ein Bild von der inneren Welt des Patienten«, sodass nach und nach diese Gefühle ihren Platz im Kontext des Geschehens um Übertragung und Gegenübertragung bekommen könnten. Zuhören, Fragen stellen, darin Nähe, Interessiertheit und Anteilnahme ausdrücken, sich einfühlen in das depressive Erleben des Patienten, das alles sind wichtige Aspekte, auf die der Depressive in der Therapie ein Recht hat.

Nun meint Akzeptanz des depressiven Erlebens und Klagens allerdings nicht, in die Klage des Depressiven einzustimmen oder ihm immer »Recht zu geben«, sondern es heißt, ihm Raum zu geben für die geäußerte und nicht geäußerte Not, ihm zuzuhören. Klagen über erlittenes Unrecht, über empfundene Gestörtheit, zum Beispiel in der körperlichen Befindlichkeit, benötigen Raum, ja müssen vielleicht sogar erfragt werden. Das ist besonders wichtig, wenn der Patient in seiner Gehemmtheit – psychomotorische Hemmung, Denk- und Sprechhemmung, Reduziertheit in Mimik und Gestik – nicht in der Lage ist, sein eigenes Erleben zu formulieren. Depressiven das Klagen zu verbieten wäre genauso, wie wenn jemand bei seinem Hausarzt über Kopfschmerzen klagt, und der Hausarzt verböte ihm, dies zu tun. Das »Moment der Klage« steht in Gesprächen mit depressiv Kranken häufig wochenlang im Vordergrund.

BEISPIEL Eine knapp 80-jährige depressive Patientin »klagte« bei jeder Visite, in jedem Einzelgespräch und bei jedem erneuten stationären Aufenthalt über ihre »Spannungen«, die sie im Kopf und im Nackenbereich verspüre, und leitete daraus ihre Depressivität ab. Für Umfeld und therapeutisches Personal war es offensichtlich, dass die Patientin zunehmend vereinsamte. Keiner konnte ihr mehr zuhören. Sie lebte gemeinsam mit der Tochter im eigenen Zweifamilienhaus. Mit dem Alter zunehmende Versorgungswünsche und -notwendigkeiten, Bedürfnis nach Gespräch und Zuwendung führten zu »Spannungen« mit der Tochter. Diese geriet in den Zwiespalt, wem sie sich mehr zuwenden sollte, dem Ehemann und der eigenen Familie oder der fürsorgebedürftigen Mutter. In diesem Spannungsfeld entwickelte die Tochter der Patientin selbst psychosomatische Beschwerden, ging in Behandlung und begann, sich im Sinne der eigenen Psychohygiene zu distanzieren. Bei der Mutter führte dies zur Zunahme ihrer »Spannungen«, die sie als Muskelverspannungen im Bereich der Kopfhaut und des Halses immer wieder beschrieb und die auch Inhalt stereotyp vorgetragener Klage waren. ▫

»Klagen« heißt, im Gegensatz zu »Jammern«, eine Lebenssituation, ein Ereignis, eine Beziehung, eine Familiensituation zu schildern, in der Enttäuschung, Verletztheit, Ohnmacht, Hilflosigkeit und Ausgeliefertsein erlebt wurden, die auch Grundlage und Ausgangspunkt späterer emotionaler Mangel- und defizitärer Entwicklungen, also Enttäuschungen sind (WOLFERSDORF 1992). Darüber zu klagen, dass Lebenskonzepte verändert wurden, Enttäuschungen und Kränkungen stattgefunden haben, persönliche oder familiäre Dramen eingetreten sind, dass erzwungene Veränderungen bewältigt werden mussten, jedoch nicht konnten, dass von außen aufgezwungene Veränderungen anstehen usw., das alles muss für den depressiv Kranken in der therapeutischen Beziehung möglich sein. *Die Klage ergibt einen Sinn*, und sei es nur den, die Aufmerksamkeit auf die eigene Not zu richten, die Bedürftigkeit nach Zuwendung und Fürsorge einem Gegenüber zu verdeutlichen.

Natürlich kann wiederholtes Klagen zum »leeren Jammern« werden, dem keine innere Not, kein Leiden mehr anzumerken ist, und das dann nur noch der Beziehungsregulation dient. An einem solchen Punkt werden Therapeuten vermutlich deutlich reagieren und den Patienten stärker konfrontieren.

Üblicherweise sind es Mitarbeiter helfender Einrichtungen gewohnt, dass durch ihre Hilfe und therapeutische Intervention eine Besserung eintritt. Und es darf nicht sein, dass etwa auch noch das Klagen und die Beschwerde zunehmen, die Behandlung führe nicht weiter. Dies macht auf therapeutischer Seite wütend oder ärgerlich, da es kränkt und entwertet. Hier wird der Helfer zum Adressaten für etwas, was sonst nirgendwo untergebracht werden kann. Und er bietet die Möglichkeit, dass vielleicht erstmals in der Lebensgeschichte des Patienten dieser über Dinge reden kann, über die er noch nie reden konnte oder durfte.

Christian REIMER (1996) hat deswegen die *vertiefte biografische Anamnese* empfohlen, um eben auch die äußeren Rahmenbedingungen zu schaffen. Hier handelt es sich um einen Rahmen für die Schilderung der Lebensgeschichte, von Enttäuschungen, Zurücksetzungen, Kränkungen, und seien sie aus therapeutischer Sicht noch so klein, um Gefühle von Minderwertigkeit, aber auch von Ärger, Wut und Zorn ausdrücken zu können. Therapeutisches Personal muss einerseits diese Situationen schaffen, hier also auch Auslöser sein, andererseits in dieser Kommunikation die geäußerten Gefühle ertragen können.

Vor dem Hintergrund, dass die *gemeinsame Entwicklung eines Krankheitsverständnisses* ein wesentlicher Wirkfaktor für Veränderungen in der Psychotherapie ist, wird es wichtig, für den Patienten einen Zusammenhang zwischen *Lebensereignissen* und *depressiver Symptomatik* herzustellen. Dabei empfiehlt es sich, nicht vorrangig von »Problemen« zu sprechen, denn so etwas hat »man« nicht. »Probleme zu haben« heißt für depressiv Kranke, zu wenig geleistet zu haben, ihre Lebenssituation nicht bewältigt zu haben, generell unfähig zu sein, und das alles ist mit Selbstentwertung und Schuldgefühlen besetzt. In der Forschung zu kritischen Lebensereignissen wird von negativen (oder auch positiven) Lebensereignissen gesprochen und von chronischen Belastungen, die im Bereich der Arbeit, der sozialen Beziehungen, der Wohnsituation etc. angesiedelt sein können.

Mögliche psychologische Auslöser, neben somatischen oder biologisch-endokrinologischen Veränderungen im Laufe des Lebens, können nach REIMER (1996) etwa Trennungs- und Verlusterlebnisse, Konflikte und Belastungen unterschiedlicher Art und Intensität, Einsamkeit und Vereinsamung, Kränkungen sowie Entlastungen nach anhaltender Belastung sein. Reimer meint, hier gebe es keine Spezifität. Man könne also nicht sagen, dass ein ganz bestimmter Auslöser zu einer ganz bestimmten Depression führe. Nach eigener Erfahrung ist festzuhalten, dass die meisten dieser auslösenden Situationen den Charakter von Veränderung und *Bewältigungsnotwendigkeit einer Veränderung* haben. Dadurch kommt es im Zusammenhang mit Persönlichkeits- bzw. Charakterstruktur des Patienten zu einem Entwicklungsdruck und zur Notwendigkeit, eine Entscheidung zu treffen. Die bisherigen Strukturen, die auch Sicherheit vermitteln, müssen aufgegeben bzw. neu geordnet werden.

Bei diesen Ereignissen kann es sich um klassische Trennungs- und Verlusterfahrungen, aber auch um Veränderungsnotwendigkeit zum Beispiel im Rahmen eines Umzugs handeln – durch einen neuen Arbeitsplatz erzwungen (»Umzugsdepression«) – oder auch um Veränderungen im Rahmen der eigenen beruflichen Entwicklung (Arbeitslosigkeit, »Rentenbankrott«, Scheitern, Karriereknick). Auch die Notwendigkeit, eigene Lebenskonzepte, etwa aufgrund von Krankheit, eines Unfalles oder durch Arbeitsplatzverlust, verändern zu müssen, kann mit depressiver Symptomatik einhergehen. Dabei kann bereits die Antizipation, d. h. die Erwartung eines Ereignisses, unabhängig davon, ob es dann wirklich eintritt, ein depressives Zustandsbild bewirken.

Für die Betroffenen ist es hilfreich, ein *Krankheitskonzept* zu haben, das einen Zusammenhang zwischen Ereignissen, Persönlichkeitsstruktur, der Lebensgeschichte und der depressiven Symptomatik als Ausdruck von nicht gelungener Bewältigung herstellt. »Weil ich so bin, reagiere ich jetzt so und bin depressiv«, formulierte es ein Patient in der Einzelpsychotherapie. Unabhängig von wissenschaftlichen Konzepten der Entstehung depressiver Erkrankungen ist es hilfreich, dadurch Ansatzpunkte für Behandlung, aber auch für *patienteneigene antidepressive Strategien* und für Veränderungen von Lebenssituationen zu haben. Stellvertretende Hoffnung bzw. beruhigende Versicherung meinen nicht nur Betonung der Lebenskonstanz und der Bewältigbarkeit von Depression im Sinne einer antisuizidalen Maßnahme, sondern meinen auch, über Ansatzpunkte für Therapie zu verfügen, mit denen man arbeiten kann.

Für Betroffene ist es weiterhin wichtig, zu wissen, dass es
Gründe für ihre depressiven Störungen gibt, die sie vielleicht
selbst noch gar nicht kennen, die ihnen bisher nicht zugänglich
waren, sodass sie Hilfe und Unterstützung brauchen, sich das
depressive Geschehen begreiflich, erklärbar und dadurch auch
»therapierbar« zu machen – im ersten Schritt oft auch mittels
Antidepressiva. Hier kann sich der Therapeut wieder auf das
»naturwissenschaftliche Krankheitsbild« zurückziehen, wobei
das Konzept des »final common pathway« hilfreich sein kann.
Hier geht es darum, dass lebensgeschichtliche und aktuelle Belastungen zu neurobiochemischen Störungen im Gehirn führen,
die man mithilfe von Antidepressiva angehen kann. »Beruhi-
gende Versicherung« heißt, dass dieses Krankheitsbild »Depression« bekannt ist, dass es eine schwere Erkrankung ist, dass wir
aber heute über biologische, psychologische sowie soziale Möglichkeiten der Therapie verfügen. Diese Therapie kann effektiv
sein und es gibt keine Gründe, warum sie nicht auch bei diesem
Patienten effektiv sein sollte.

Dabei ist die Notwendigkeit einer *gemeinsamen* Arbeit zu
betonen, für die im Wesentlichen *Geduld* – etwas, was Depressive und ihre Angehörigen überhaupt nicht haben, weil sie am
liebsten depressives Leid sofort beendet sehen würden – sowie
Kompetenz erforderlich sind. Therapie heißt, eine gemeinsame
schwierige Zeit und die Arbeit »durch die Depression« zu bewältigen. Von ärztlich-therapeutischer Seite werden hier die po-
tenziellen Behandlungs- und Hilfemöglichkeiten eingebracht.
Dadurch entstehen Zuversicht und Hoffnung auf zufrieden-
stellende Behandlungsergebnisse. Der Betroffene wird mit der
Gewissheit aus dem Gespräch gehen, dass sein Krankheitsbild
erkannt ist, dass man ihm helfen kann, dass dieses Helfen gleich-

wohl gemeinsame Arbeit und eine schwierige Zeit bedeutet. Das sollten auch Angehörige wissen bzw. vermittelt bekommen. Oberflächliche Tröstungen sind zu vermeiden. Denn das könnte als Oberflächlichkeit missverstanden werden und der Betroffene fühlt sich dadurch vielleicht sogar abgewertet. Wer sich also auf eine Psychotherapie einlassen will, der muss Zeit und Geduld mitbringen, auch wenn das, zugegeben, eine schwierige Aufgabe darstellt, wenn es um schweres Leid, um Hoffnungslosigkeit und Suizidalität geht. Eine Depressionsbehandlung jedenfalls erfordert diese Geduld sowohl vom Patienten als auch vom Arzt.

In den letzten Jahren hat sich die Überzeugung durchgesetzt, dass für depressiv Kranke die *Vorgabe einer Tagesstruktur* sowie die *Vorgabe von Aktivitäten und Ablenkungen* hilfreich sind; das gilt sowohl bei ambulanter als auch bei stationärer psychiatrisch-psychotherapeutischer Behandlung. So ist es sinnvoller, trotz Morgentief aufzustehen, die entsprechenden hygienischen Verrichtungen zu leisten, sich anzuziehen und einen zügigen Spaziergang zu machen, als im Bett liegen zu bleiben, sich hin und her zu wälzen und seinem depressiven Grübeln nicht entfliehen zu können.

Heute geht man davon aus, dass »Anforderungen« wichtig sind, die jedoch nicht »Überforderungen«, aber auch nicht »Unterforderungen« sein dürfen. Bei Überforderung würde der Betroffene zwar zu tun versuchen, was der Therapeut oder der pflegerische Mitarbeiter erwartet, würde es aber nicht leisten können und sich dadurch in seiner Depressivität und als »Versager« verstärkt fühlen. Bei einer Unterforderung würde er glauben, niemand traue ihm mehr etwas zu, und er würde sich in seiner Minderwertigkeit, in seiner Ich-Insuffizienz bestätigt sehen.

Anforderung heißt also, für sich körperlich und psychisch leistbare Aktivitäten zu finden, meist im sportlich-gymnastischen, also körperbezogenen Bereich, die mehrere Funktionen haben:

- Ablenkung von quälerischem Grübeln
- körperliche Betätigung zur Aufrechterhaltung der körperlichen Befindlichkeit
- subjektive Erfahrung von Können oder Noch-Können trotz des Gefühls der eigenen Unzulänglichkeit

Solche Aktivitäten müssen gemeinsam geplant werden und sie sollen aus den Alltagsaktivitäten der Betroffenen stammen.

TIPP Hilfreich ist es, einen Wochenplan mit verbindlichen Aktivitäten aufzustellen, die dann »abgearbeitet« werden können.

Im ambulanten Bereich, also mit sogenannten niedergelassenen Psychotherapeuten, handelt es sich dabei häufig um Absprachen für die Zeit zwischen den einzelnen Sitzungen. Hier kann es etwa darum gehen, zweimal am Tag eine halbe Stunde zügig spazieren zu gehen, am ehesten mit einer befreundeten Person, oder Absprachen zu bestimmten sportlichen Aktivitäten zu treffen.

BEISPIEL So geht ein 58-jähriger depressiver Patient mit einer deutlichen Restsymptomatik wie Antriebsreduktion und Herabgestimmtheit fünfmal in der Woche zum Schwimmen sowie ein- bis zweimal in die Sauna. Er empfindet dies durchaus als anstrengend, allerdings ist er immer wieder stolz, wenn er dies geschafft hat. Denn er erlebt es als eigene Möglichkeit, mit seiner Depression umzugehen und auf sie einzuwirken.

Im stationären Rahmen bedeutet »Aktivierung« Einbindung in verbindliche tagesstrukturierende Abläufe, beginnend mit dem Aufstehen, dem gemeinsamen Frühstück, Teilnahme an

Morgengymnastik, Morgenspaziergang, an Beschäftigungstherapie, verbindliche Teilnahme an Gruppentherapien usw. Damit kommt man auch einem Bedürfnis des Patienten entgegen, in seinen anscheinend nicht mehr bewältigbaren Tagesablauf und seine ihn überwältigende Befindlichkeit wieder Ordnung zu bringen.

> **MERKE** Aktivierungsansätze im Sinne von tagstrukturierenden Maßnahmen und der Entwicklung sozialer Kompetenz finden sich auch im ambulanten Bereich und in Tageskliniken.

Im Umgang und im Gespräch mit depressiv kranken Personen kann man sich auch falsch verhalten. Oder, um es positiv zu formulieren: Depressiv Kranke sollten sich Zeit nehmen mit der (berechtigten!) Hoffnung auf Besserung, die sie nämlich für die Therapie brauchen, bis Medikamente wirksam werden, bis die therapeutische Beziehung hergestellt und bis ein gemeinsames Krankheits- und Therapiekonzept entstanden ist.

Einzelpsychotherapie mit depressiv Kranken

Bei der Depressionsbehandlung ist die Einzelpsychotherapie mit den bisher am besten belegten Psychotherapieformen besonders sinnvoll. Das sind tiefenpsychologische Psychotherapie, kognitive Verhaltenstherapie und interpersonelle Psychotherapie. Der Wert liegt in der Gemeinsamkeit der therapeutischen Arbeit, in der Erfolg versprechenden Prognose und im Ziel, das Leben mit und trotz einer Neigung zur Depression positiv zu bewältigen.

Zweiphasenkonzept für die Psychotherapie bei Depressionen

Phase 1 (bis zum Abklingen der akuten Symptomatik):
Supportive Psychotherapie, psychotherapeutisches Basisverhalten
(ca. zweimal pro Woche zu festen Zeiten in einem geschützen Rahmen und
in angenehmer Atmosphäre)

Hauptsächliche Elemente:

◻ emotionale Wärme, akzeptierende Wertschätzung

◻ beruhigende Versicherung und Stützung

◻ gezielte Entlastung, depressiv sein dürfen, Zulassen von Klage

◻ bedingungsfreies Zu- und Anhören, ernsthaftes Nachfragen

◻ Vermittlung von Hoffnung und Besserungschance

◻ Schutz vor Suizidalität, offenes An- und Besprechen, Verständnis als Notzeichen,
Betonung der Lebenskontinuität

◻ begrenzte Beachtung bzw. gezielte Nichtbeachtung depressiven Verhaltens,
depressiven Klagens

◻ gemeinsame Überprüfung der Realität und depressiven Denkens

◻ Anregung zu Aktivität, Ablenkung, Tagesstruktur mit Nachbesprechung

◻ Anforderungen im Alltag betrachten (Über- oder Unterforderungen vermeiden),
positive Verstärkung, entlastende Vorwegnahme von Misserfolg

◻ Besprechung von eigenverantwortlichen Anteilen und Anregung zur Änderung
depressiogener Lebens- und Beziehungsbedingungen

Phase 2 (nach Abklingen der Akutsymptomatik):
Fortführung der Maßnahmen der 1. Phase und methodische Psychotherapie

◻ Kognitive Verhaltenstherapie

◻ Interpersonelle Psychotherapie

◻ Tiefenpsychologisch-analytisch fundierte Psychotherapie

◻ Klientenzentrierte Gesprächspsychotherapie

◻ Familientherapie, Paartherapie, Angehörigenarbeit, systemische Therapie

Die eigenen Erfahrungen in der Einzelpsychotherapie mit schwer depressiven Patienten im ambulanten und stationären Rahmen haben mich zu einem *Zweiphasenmodell der Depressionsbehandlung* geführt, das in der Tabelle »Zweiphasenkonzept für die Psychotherapie bei Depressionen« zusammengefasst ist: In der ersten Phase geht es um die Herstellung einer hilfreichen Beziehung, die Sicherung der vitalen Bedürfnisse, den Schutz vor

Suizidalität sowie um die ausführliche Erhebung von Symptomatik und Psychodynamik des aktuellen depressiven Zustandsbildes.

In dieser zweiten Phase wird vor dem Hintergrund der jeweiligen Psychotherapietheorie des Therapeuten entweder tiefenpsychologische, kognitiv-verhaltenstherapeutische oder interpersonelle klientenzentrierte Psychotherapie eingesetzt. In der Tabelle »Aspekte der Gesprächsführung mit Depressiven« sind wichtige *Grundthemen der Gesprächsführung* mit depressiven Personen aufgelistet. Für viele Depressive ist es als Erstes wichtig, sich die eigene Befindlichkeit, belastende und konflikthafte Faktoren im Lebens- und Beziehungsrahmen anzuschauen, diese soweit möglich anzunehmen sowie über sie zu trauern, wenn sie als einschränkend, belastend, kränkend erlebt werden. Zunächst muss man in therapeutischen Beziehungen das selbst empfundene Defizit bewusst machen und betrauern. Daran schließt sich die biografische Einbettung und die Frage an, welche zukunftsorientierten Schritte nun unternommen werden sollen.

Anfänglich sollen in einer stationären Behandlung kurzfristige Termine stattfinden, ein- bis zweimal pro Woche, je 30 bis 40 Minuten, bei Krisen häufiger. Im stationären Setting ist auch eine Beziehungspflege hilfreich. Hier wechselt Einzelpsychotherapie meist mit Gruppenpsychotherapie ab, sodass eine dichte psychotherapeutische Begleitung des Patienten mit zwei verschiedenen Ansätzen inklusive Beziehungspflege stattfindet. Dies bedeutet auch, dass der Patient seinen Therapeuten bzw. seine Therapeutin rund viermal pro Woche sieht, abgesehen von sonstigen Kurzgesprächen (etwa bei der Visite) oder medizinisch-psychopharmakologisch bedingten Kontakten. Bei schwer gehemmt-depressiven Patienten oder auch bei solchen mit einer Wahnsymptomatik und bei Depressiven in einer suizidalen Krise werden tägliche (kurze) Termine notwendig. Hinzu kommt eine intensive pflegerische Beziehung.

Aspekte der Gesprächsführung mit Depressiven

Äußerer Rahmen

- entspannte Atmosphäre; regelmäßige, verbindliche Termine
- begrenzte, aber ausreichende Zeit
- klientenzentrierte Beziehungsgestaltung, tiefenpsychologisches Verständnis
- Verwendung kognitiver Elemente (Zweiphasenbehandlung, Sicherung vitaler Bedürfnisse vorrangig) psychotherapeutische Behandlungssequenz im Verlauf
- empathische Identifikation (Akzeptanz, Nähe, Zulassen von Klage, stellvertretende Hoffnung, Stützung)
- Bewusstmachen (anschauen, was ist, Realitätsprüfung, Situationsbeschreibung)
- Konfrontieren (eigene Anteile, eigenes Verhalten, Interaktion)
- Durcharbeiten (an der aktuellen Realität immer wieder besprechen)

Wichtige Grundthemen

- Verlust und Existenzbedrohung, Enttäuschung und Sich-nicht-wehren-Dürfen
- orale und narzisstische Wünsche, Abhängigkeit, Ablösung, Autonomie
- Leistung und Selbstwert, Versagen und Schuldgefühl
- Hilflosigkeit und Hoffnungslosigkeit
- psychophysische Befindlichkeit
- aktuelle Verlust-, Trauerthematik
- chronische Verlustthematik
- lebensgeschichtlich »zu kurz gekommen«
- Selbstwertproblematik, Bedürfnis nach Anerkennung, Wertschätzung durch andere, depressives Verhalten langfristig ineffektiv und antikommunikativ
- dysfunktionales depressives Denken und Bewerten usw.

Im ambulanten Bereich werden *Absprachen* zur Suizidalität empfohlen; Bei drängenden Suizidideen und -impulsen sollte umgehend Kontakt mit dem Therapeuten und nachts oder am Wochenende mit einer entsprechenden Einrichtung aufgenommen werden (mit dem diensthabenden Arzt einer psychiatrischen Klinik oder dem Notarzt einer Klinik, die stets erreichbar ist). Allerdings wird heute eine telefonische Erreichbarkeit des Therapeuten auch außerhalb der Sitzungen angeboten.

Mit der intensiven ersten Phase geht häufig eine Idealisierung des Therapeuten einher, danach schließt sich eine Phase der Ernüchterung und der gemeinsamen Arbeit im engeren Sinne an. Hat man sich gleichzeitig zu einer antidepressiven Medikation entschlossen, sollte auch diese in den ersten Stunden festgelegt werden. Sie sollte möglichst nebenwirkungsarm sein und muss dann im weiteren Verlauf der Therapie konstant gehalten werden (außer bei einer entsprechenden Indikation wie Nebenwirkungen).

Gaetano BENEDETTI (1987) hat verschiedene Behandlungsphasen in der analytisch-tiefenpsychologischen Psychotherapie mit Depressiven beschrieben:

1. **Phase** der Abwehr und Betonung der eigenen Hilflosigkeit, die auf therapeutischer Seite zu ermutigender Zuwendung führt,
2. **Phase** der teilweisen Einsicht in das Grunddrama, d.h. in einen bedrohlich erlebten Verlust,
3. **Phase** der allmählichen Bewusstmachung des eigenen Beitrags zur Depression, also der Deutung des eigenen abhängigen, selbstverleugnenden Verhaltens, sowie
4. **Phase** der Projektion und Lösung, in der sich der Therapeut von dem zunächst dominierenden zum signifikanten Partner entwickelt und es in der Übertragung zur Bearbeitung von Aggression kommen soll.

Für den depressiv Kranken, auch für seine Angehörigen, ist ein gewisser Kenntnisstand zu Inhalten, zur Methodik und zu Abläufen der Psychotherapie hilfreich und nötig. Psychotherapie ist eine Behandlungsmethode, die von darin ausgebildeten ärztlichen und psychologischen Psychotherapeuten bzw. Psychiatern ausgeübt wird. Die therapeutische Beziehung, die entsteht, kann Monate bis Jahre bestehen bleiben.

Neben den üblichen psychiatrischen und psychotherapeutischen Gesprächen, deren Kosten als Akutbehandlung immer von den Krankenkassen übernommen werden, gibt es die sogenannte Richtlinienpsychotherapie (Verhaltenstherapie, tiefenpsychologisch fundierte Psychotherapie, Psychoanalyse) mit fünf Sitzungen zur Probe. Der Therapeut erstellt in dieser Zeit ein Gutachten über die Erkrankung und über die geplante Therapie, und dies wird von einem dem Antragsteller meist nicht bekannten Fachgutachter bewertet. Wenn dieser die Therapie empfiehlt, übernimmt die Krankenkasse die Kosten für eine bestimmte Anzahl von Stunden, zum Beispiel 25 oder 50. Bei 25 Stunden und einer Häufigkeit von einem Termin pro Woche läuft die Psychotherapie 8–12 Monate, was der heutigen Forderung von 4–6 Monaten Akut- und 4–6 Monaten Erhaltungstherapie bzw. Rückfallprophylaxe entspricht. Bei bereits mehrfach erkrankten depressiven Personen sollte bei einem komplizierten Verlauf eine Behandlungsspanne von bis zu drei Jahren erwogen werden. Man muss sich klarmachen, dass Psychotherapie gemeinsame Arbeit von Patient und Therapeut bedeutet und keine Zauberei, sondern ein erlerntes Handwerk und für beide Seiten mit Anstrengungen verbunden ist.

▪▪ Psychotherapeutische Gruppenarbeit mit Depressiven

Gruppenpsychotherapien mit depressiv kranken Menschen finden bisher fast nur in stationären Behandlungen statt, allmählich allerdings entwickeln sich solche Gruppenangebote auch vermehrt in der ambulanten Arbeit. Die stationären Gruppen sind eingebettet in ein insgesamt strukturierendes und förderlich-fürsorgliches Milieu. Die Beziehung zwischen den therapeutisch-pflegerischen Personen und dem Patienten ist dadurch gekennzeichnet, dass eine aktivierende Arbeit und zuverlässige Ordnungsstrukturen vorgegeben werden (SCHAUENBURG u. a. 1999; WOLFERSDORF u. a. 2007).

In den Mehrpersonenbeziehungen können direkte Rückmeldungen der Gruppenteilnehmer Neustrukturierung, Identitätsfindung, Vermittlung von Hoffnung sowie Erfahrungen mit dem Verlauf der Erkrankung vermitteln. Die psychotherapeutische Gruppenarbeit ist im Allgemeinen interaktionell-klientenzentriert ausgerichtet. Je nach Psychotherapieausbildung der Gruppenleiter werden kognitiv-verhaltenstherapeutische, interpersonelle oder interaktionell-tiefenpsychologische Gedanken zugrunde gelegt.

Wesentliche Charakteristika der therapeutischen Gruppenarbeit im stationären Rahmen sind die Arbeit mit schwer und schwerst depressiven Patienten sowie das Arbeiten mit offenen Gruppen über einen kürzeren Behandlungszeitraum. Hier unterscheiden sich die Ziele der stationären Gruppenarbeit in verschiedenen Aspekten von denen ambulanter Gruppen. Naheliegend und erreichbar sind hier primär folgende Ziele:

◻ die Einbindung des Patienten in einen therapeutischen Prozess, den er als konstruktiv und unterstützend wahrnimmt,

◻ das Führen hilfreicher Gespräche, wobei hier insbesondere therapeutische Faktoren wie Universalität des Leidens sowie Kohäsion der Gruppe (Zusammengehörigkeit) eine Rolle spielen,

◻ das Einkreisen und Besprechen von Problemen im Sinne eines Auffindens von Inhalten für den einzelnen Patienten, die dann in der Einzelpsychotherapie weiter bearbeitet werden können – hier geht es häufig um Beziehungs- und Interaktionsprobleme,

◻ die Verringerung der Isolation im Sinne einer Verbesserung von Kommunikationsfertigkeiten, die den Patienten helfen, aus der sozialen Isolation herauszufinden, sowie schließlich

◻ die Hilfe der Mitglieder untereinander, wobei gegenseitige altruistische Unterstützung zu einer deutlichen Verbesserung des Selbstwertgefühls beim Patienten beiträgt.

Wichtig sind außerdem die *Erfahrung von Hoffnung*, indem man erlebt, wie es anderen in ihrer Depression besser geht, die Möglichkeit, am Beispiel des anderen neue Erfahrungen zu machen, sowie die Chance zum interpersonellen Lernen in der Gruppe. Ein weiterer Effekt kann die Möglichkeit sein, dadurch kathartische Erfahrungen zu machen, dass man in der Gruppe Gefühle äußert und Einsicht in intrapsychische und interpersonelle, psychosomatische Zusammenhänge bekommt. Dabei können gemeinsam wichtige Grundthemen depressiver Störungen, losgelöst von der einzelnen Person, besprochen und herausgearbeitet werden, welche krankheitsauslösende und -aufrechterhaltende Bedeutung sie haben.

Bei Gruppen mit depressiven Patienten wird vom Therapeuten ein höheres, strukturgebendes Aktivitätsniveau gefordert. Der Therapeut hat die Aufgabe, aktiv zu fördern; er schafft eine Atmosphäre, die die Patienten als unterstützend, positiv und konstruktiv erleben. Die Gruppenmitglieder sollen sich geborgen, verstanden und akzeptiert fühlen. Der Therapeut ist insbesondere bei schwerst depressiven Patienten unterstützend tätig, beispielsweise durch Anerkennung von Bemühungen, Absichten, Stärken und positiven Beiträgen des Patienten zum Gruppengeschehen. Stark beeinträchtigte Patienten werden in ihren positiven Verhaltensanteilen verstärkt. Im stationären Rahmen sollten schwer depressive Patienten Gruppenarbeit als »ungefährlich« erleben; Konflikte sollten durch aktives Intervenieren des Therapeuten rasch positiv, konstruktiv und lösungsorientiert behoben werden. Die Arbeit in der therapeutischen Gruppe ist auf das Hier und Jetzt ausgerichtet: Die Patienten sollen interpersonelle Fertigkeiten lernen (wie etwa Gefühle äußern oder sich gegenseitig unterstützen).

Die psychotherapeutischen Gruppengespräche dauern üblicherweise anderthalb Stunden und werden von einem Therapeuten, einem Kotherapeuten sowie einem Mitarbeiter aus dem Pflegeteam durchgeführt. Die Gruppengröße beträgt etwa acht bis zehn Patienten. Häufig setzt sich eine Gruppe aus ökonomischen Gründen aus denjenigen Patienten zusammen, die der jeweilige Gruppentherapeut auch in Einzeltherapie hat. Die meisten Psychotherapien bei depressiv Kranken beginnen mit einer kurzen Einführung durch den Therapeuten zu den allgemeinen Gruppenregeln und dem Zweck der Gruppe, gefolgt von einem »Blitzlicht«, in welchem alle Patienten kurz über ihr aktuelles Befinden sowie über Entwicklungen oder Anliegen berichten. In dieser Runde sollten sich alle äußern.

Aus der einleitenden Blitzlichtrunde ergibt sich das aktuelle Thema der Gruppe. Die aktive Strukturierung durch die Therapeuten führt auch zu einer inneren Strukturierung der Patienten, zum Abbau von Angst und zu einer Aktivitätsförderung. Patienten können sich untereinander ansprechen, sie können von den Therapeuten angesprochen werden, sie können sich zu den Äußerungen einzelner Patienten melden und dazu ihre Meinung äußern. Es kann in der Gruppe eine spielerische Technik aus dem

Psychodrama verwendet werden, es kann ein Rollenspiel spontan durchgeführt werden, es kann auch ein Mitpatient verabschiedet werden, der die Station verlässt. Persönlich relevante Inhalte und Anliegen der Patienten haben dabei immer Vorrang.

Neben der Gruppenpsychotherapie gibt es eine breite *Palette unterschiedlicher Gruppenaktivitäten*, die psychotherapeutisch, psychoedukativ oder soziotherapeutisch orientiert sind: Entspannungsgruppen, Gruppen zur Verbesserung der sozialen Fertigkeiten, psychoedukative Gruppen für Patienten bzw. Angehörige, körperorientierte Gruppen, erlebnisorientierte Gruppen usw.

Solche Gruppenaktivitäten haben einerseits einen tagesstrukturierenden und auch aktivierenden Effekt, andererseits haben sie psychoedukativen und soziotherapeutischen Charakter. Üblicherweise werden schwerer depressive Patienten zunächst in diejenigen Gruppenarbeiten eingebunden, die auf der Station selbst durchgeführt werden. Sie werden von Mitarbeitern des therapeutischen Teams der entsprechenden Station angeboten; dadurch wird die Schwelle für die Teilnahme gesenkt.

Zu einzelnen Gruppen noch einige Anmerkungen.

Selbstsicherheitstraining: Das Selbstsicherheitstraining ist eine traditionelle Psychotherapiemethode für in ihrem Selbstwert und in ihrem Durchsetzungsvermögen gehemmte Patienten. Bereits in den siebziger Jahren wurden derartige Ansätze in der Verhaltenstherapie für depressiv Kranke eingebaut. Ziele von Selbstsicherheitstrainings sind:

◻ die Wahrnehmung der eigenen Bedürfnisse, Wünsche und Ansprüche,

◻ zu lernen, diese berechtigten Bedürfnisse, Erwartungen und Wünsche zu äußern, dafür auch einzutreten und

◻ Kontakt mit anderen aufzunehmen, hier wiederum Wünsche
zu äußern, die Kontakte zu gestalten und auch aufrechtzuerhalten.

Hierbei lernen Patienten, Forderungen zu stellen, Nein zu sagen,
also gegen die eigene Aggressionshemmung anzukämpfen und
Verantwortung für eigene Wünsche zu übernehmen, und nicht
darauf zu warten, dass sie von anderen erfüllt werden. Die Patienten lernen Kritik zu äußern, andere Personen auch mal zu-
rückweisen zu können, womit sie ihre Kränkbarkeit prüfen; sie
lernen Konflikte anzusprechen, zu klären und auch auszuhalten
in dem Sinn, dass sie lernen, mit unrealistischen Harmoniewün-
schen umzugehen. Hierzu gehört, die Grenzen dort zu sehen, wo
sich die Wünsche und Rechte anderer finden.

Die Strategien für derartige Gruppen wurden aus der Verhaltenstherapie und aus der kognitiven Therapie übernommen. Auf-
gegriffen werden aktuelle Ereignisse zum Beispiel im stationären
oder im ambulanten Rahmen, es werden Rollenspiele durchgeführt usw. Üblicherweise können Patienten an einem Selbstsicherheitstraining erst nach einer deutlichen Symptombesserung
teilnehmen, da sonst die Gefahr der Überforderung besteht. Sodann muss ein Zusammenhang zwischen sozialer Kompetenz
und der depressiven Erkrankung vom Patienten gesehen werden.

Psychoedukative Gruppen: Depressiv kranke Patienten haben häufig
einen langen Krankheitsweg hinter sich und die Erkrankungen
werden oft erst spät erkannt. So besteht eines der wichtigsten
Ziele einer psychoedukativen Gruppe darin, zu lernen, dass körperliche Symptome wie Schlafstörungen, Appetitstörungen, Libidoverlust, chronische Obstipation, aber auch Schwächegefühle, rasche Erschöpfbarkeit, Hoffnungslosigkeit und Suizidideen Symptome einer depressiven Störung sind. Dies wirkt ent-

lastend, da die Symptomatik dann benannt werden kann; und daraus kann man wiederum gemeinsame Krankheitskonzepte entwickeln. Befürchtungen, dass eine Konzentrations- oder Merkstörung Zeichen einer »Demenz« sind, lassen sich auf diese Weise ebenfalls abbauen.

Vor dem Hintergrund eines Krankheitsmodells werden sowohl die Behandlungseinsicht als auch die aktive Behandlungsmotivation gefördert. Damit wird auch die Bereitschaft gefördert, die Medikamente einzunehmen, Konflikte in der Einzeltherapie psychotherapeutisch zu bearbeiten sowie bei ergotherapeutischen, soziotherapeutischen und anderen Therapieangeboten mitzumachen. Inhalte psychoedukativer Gruppen für depressiv Kranke sind das Krankheitsbild mit Symptomatik und Verlauf sowie die möglichen Ursachen und Auslöser und die Therapie der Depression. Letzere umfasst die medikamentöse Behandlung und weitere biologischen Ansätze; Psychotherapie, etwa die Darstellung von Beziehungskonflikten, Verarbeitung von belastenden Lebensveränderungen privater und sozialer Konstellationen und von Trauer; Soziotherapie zur Erläuterung der Ziele von Tagesstrukturierung, Aktivitätsaufbau, Ressourcenorientierung und Wiedereingliederung nach erlebter Isolierung.

Derartige psychoedukative Gruppen umfassen meistens zwei bis drei Sitzungen in einem sechswöchigen Turnus, die Gruppe ist klar strukturiert, dauert eine Stunde und wird von jeweils unterschiedlichen Berufsgruppen geleitet. Häufig werden auch Medien wie Merkblätter, Dias, Folien, Informationsmaterial verwendet.

Psychoedukative Gruppen, also die Vermittlung von *Basisinformation* über das Krankheitsbild, können sowohl für die Patienten als auch für die Angehörigen angeboten werden.

Angehörigengruppe: Angehörigengruppen wurden früher bevorzugt für die Familienangehörigen schizophrener Patienten empfohlen. Dabei ist Folgendes schon lange bekannt: Wenn der Patient ein Symptom erkennt – wenn etwa die Antriebslosigkeit als »Symptom« und nicht etwa als »Faulheit« des Patienten gedeutet werden soll –, entlastet das den Umgang der Angehörigen mit dem Patienten und die Angehörigen können die vorwurfsvolle Haltung (»Der kann ja, wenn er will«) aufgeben. Auch Gefühle von Kränkung und Hilflosigkeit bei den Angehörigen werden erklärbar, besser akzeptierbar und verstehbar. Dies gilt insbesondere, wenn sich depressiv Kranke trotz intensiven Bemühens um sie und trotz zahlreicher »guter Ratschläge« nicht »bessern« oder wegen des Symptoms »Gefühl der Gefühllosigkeit« auch keine emotionalen Äußerungen im Rahmen einer Liebesbeziehung machen können. Man kann auch die Schuldgefühle der Angehörigen besprechen, etwas falsch gemacht zu haben (vor allem nach Suizidversuchen oder bei Vorwürfen vonseiten des Patienten).

Angehörigengruppen bei Depressiven können entweder als laufende Gruppe etwa in zwei- oder dreiwöchigem Abstand über einen längeren Zeitraum hinweg durchgeführt werden oder als Blockseminar im psychoedukativen Stil für einen abgesteckten Zeitraum. Im Rahmen der Rückfallprophylaxe können auch Früherkennungssymptome zusammengetragen werden.

Als Besonderheit von Gruppen mit Angehörigen depressiv Kranker steht neben der Information auch die *Entlastung der Angehörigen*. Hier können Schuldgefühle über vermeintliche Fehler und der Zusammenhang mit der Depression angesprochen, hier können auch Wut und Aggression über die Veränderung des Lebenskonzeptes, über veränderte Rollen in der Familie, über veränderte Verantwortlichkeiten und über den Stress der Angehörigen geäußert werden. Dieser Entlastungsfaktor ist bei Angehörigengruppen mit Depressiven besonders ausgeprägt.

Was Angehörige wissen müssen

- ☐ Depression ist eine echte Erkrankung, keine Simulation
- ☐ Depression ist eine behandelbare Erkrankung
- ☐ Antidepressiva und psychotherapeutische Begleitung sind heute bewährter Therapiestandard
- ☐ Besserung von Symptomatik, Wiedererlangung von Arbeits- und Beziehungsfähigkeit sind Therapieziele
- ☐ Behandlung einer Depression braucht Zeit und Geduld
- ☐ Depressives Nicht-leisten-Können ist echtes Nicht-Können, kein Nicht-Wollen
- ☐ Depressive Angehörige sollen nicht überfordert, aber auch nicht ganz entlastet werden
- ☐ Gemeinsame Aktivitäten sind hilfreich
- ☐ Suizidalität muss als Notsignal beachtet und ernst genommen werden
- ☐ Zusammenarbeit mit dem behandelnden Arzt und der psychologischen Psychotherapeutin ist wichtig und notwendig

Für Angehörige depressiv Kranker sind bestimmte Grundkenntnisse bezüglich der Depression wichtig. Im Wesentlichen geht es darum, anzuerkennen, dass die Depression eine echte Erkrankung und keine Simulation ist. Der Patient kann nicht, auch wenn er will, und zwar schon aufgrund seiner autoritätsbezogenen, seiner leistungs- und normbezogenen Charakterstruktur. Wichtig ist auch, zu wissen, dass es sich bei der Depression um eine Erkrankung handelt, die nicht in die Gruppe der sogenannten Geisteskrankheiten gehört, sondern dass es sich um eine Gemütskrankheit handelt, die therapierbar ist. Auch der Aspekt, dass depressiv kranke Menschen immer wieder erkranken können und deswegen Langzeittherapie benötigen, ist wichtig. Letztlich geht es darum, mit leichteren wie schwereren depressiven Episoden leben zu lernen, sie also gemeinsam zu bewältigen.

Erlebnis- und gestaltungsorientierte Gruppenaktivitäten: Wesentlicher Inhalt sogenannter Erlebnis- und gestaltungsorientierter Gruppenaktivitäten wie Ergotherapie, Mal- und Kunsttherapie, Tanztherapie und anderer »kreativer Therapien« ist es, auf einer nonverbalen Ebene wieder zur Erlebnisfähigkeit zu führen, den Zugang zu Gefühlen und Körperempfindungen wieder zu öffnen und innerseelische Prozesse Gestalt annehmen zu lassen. Solche Gruppenaktivitäten sind in den jeweiligen Wochenplan im stationären Rahmen eingebaut und im Sinne der Aktivierung und Tagesstrukturierung notwendig. Auch im ambulanten Rahmen ist es heute möglich, depressiv kranke Patienten zur ambulanten Ergotherapie zu schicken oder auch Krankengymnastik zu verordnen.

Körperorientierte Verfahren: Unter körperorientierten Verfahren werden systematische Entspannungs-, psychiatrische Sport- und Bewegungstherapie sowie Körperpsychotherapien im engeren Sinne zusammengefasst. Diese dienen, neben spezifischen Zielen, auch der Tagesstrukturierung, der Aktivierung und der Ressourcenförderung.

Bei den Entspannungsverfahren hat sich die Progressive Muskelrelaxation nach Jacobson besonders bewährt. Hier stehen konkrete Instruktionen zur Verfügung, die auf Anspannung und Entspannung peripherer Muskelpartien ausgerichtet sind und so der Grübelneigung und dem Abschweifen von Gedanken entgegenwirken. Die Orientierung auf den Körper wirkt auch dem entgegen, dass sich der Patient als unzulänglich erlebt. Entspannungsmethoden sollte man erst nach deutlicher Symptombesserung einsetzen, und das Autogene Training sogar erst nach Abklingen einer Depression.

Sport- und Bewegungstherapie beeinflussen psychologische Mechanismen wie gelernte Hilflosigkeit, Verstärkerverlust sowie negative Kognitionen positiv. Außerdem geht es um die Stärkung gesunder Anteile. Danach werden Antriebsdefizite, Motivationsprobleme und Versagensängste angegangen. Dabei müssen allerdings eine schnelle Ermüdbarkeit, ein Antriebsdefizit und ein rasch auftretendes Unzulänglichkeitsgefühl mit berücksichtigt werden, indem man den Patienten rasch von Leistung entpflichtet. Sport- und Bewegungstherapie umfassen die tägliche Morgengymnastik, Bewegungsgruppen mit Anforderungen an körperliche Belastbarkeit und soziale Kompetenz, Sportgruppen, Fitnessgruppen, körperliches Belastungstraining, Schwimmgruppen usw.

Unter Körperpsychotherapie im engeren Sinne wird beispielsweise die konzentrative Bewegungstherapie verstanden. Körperpsychotherapie ist besonders geeignet für Patienten, deren Körperempfindung vermindert ist, die in ihrer Emotionalität eingeschränkt oder die mit einer verbalen Psychotherapie nur schwer zu erreichen sind. Dadurch wird emotional-kognitives Wahrnehmen und Lernen möglich. Dies gilt gerade für depressiv Kranke, die ja unter dem Gefühl der Gefühllosigkeit, unter einem Verlust des Bezugs zu ihrem Körper und unter innerer Leere leiden. Auch hierfür ist eine deutlich gebesserte Symptomatik Voraussetzung.

Die Zielrichtung einer Behandlung mit Antidepressiva ist die depressive Symptomatik im engeren Sinne. Inwieweit mit Antidepressiva auch tiefere Erkrankungsschichten beeinflusst und verändert werden, ist offen. Die Rechtfertigung dafür, eine antidepressive Medikation einzusetzen, geht auf die neurobiochemische Konzeption der Depression als einer Neurotransmitterstörung im zentralen Nervensystem zurück. Bei dieser Störung, diesem Ungleichgewicht, sind vor allem die Substanzen Serotonin und Noradrenalin betroffen.

Die meisten Menschen stehen Medikamenten, die sie in ihrer »Persönlichkeit« beeinflussen, skeptisch gegenüber. Diese Zurückhaltung ist berechtigt. Das Grundprinzip muss sein, immer erst einmal abzuklären, ob eine medikamentöse Therapie notwendig und sinnvoll ist. Und dann muss das Antidepressivum angemessen ausgesucht werden, am besten gemeinsam von Arzt *und* Patient; es muss richtig dosiert und dann auch lange genug eingenommen werden. Dies geht nur in einer vertrauensvollen Patient-Arzt-Beziehung: Hier muss zum einen die Kompetenz des Patienten bezüglich seiner eigenen Erkrankung, bezüglich der von ihm subjektiv erlebten Wirkungen und Nebenwirkungen von Medikamenten im Vordergrund stehen, es muss jedoch auch ein Vertrauensvorschuss gegenüber der Therapie und dem Therapeuten vorhanden sein. Zum anderen muss es sich um einen fürsorglich denkenden Therapeuten (Hausarzt, Psychiater, Nervenarzt) handeln, der sich bei Antidepressiva auskennt und sie in der Gewissheit verordnet, wirklich das Richtige zu tun. Er will dem Patienten helfen, den Leidensdruck zu mindern und eine Besserung der Symptome herbeizuführen.

Die vielfach gestellte Frage von Patienten »Was bewirken Antidepressiva denn?« lässt sich ärztlich einfach und trotz der Einfachheit korrekt beantworten.

Ziele der Antidepressiva-Behandlung

◻ Antidepressiva sollen die Symptome und damit den Leidensdruck vermindern. Sie zielen auf die Herabgestimmtheit, wollen also die Stimmung bessern.

◻ Sie zielen auf den Antrieb, wollen innere Unruhe und äußere Getriebenheit dämpfen oder innere Apathie, Antriebslosigkeit und Hemmung im Denken, im Handeln, in der Mimik und Gestik verbessern. Das bezeichnet man als Antriebssteigerung.

◻ Antidepressiva sollen stimmungsstabilisierende Effekte haben, also antriebssteigernde und -fördernde, aber auch überstarken Antrieb, Getriebenheit und Unruhe dämpfende, sedierende Wirkungen zeigen.

◻ Dabei sollen sie auch auf Ängste beruhigend, »anxiolytisch« wirken.

◻ Antidepressiva sollen die Einengung im Denken und das »röhrenförmige« Fixiertsein auf ein Thema auflösen. Sie sollen dem Denken mehr Freiheitsgrade eröffnen und bewirken, dass man wieder verschiedene Aspekte und Entwicklungsmöglichkeiten sieht. Sie sollen damit indirekt Hoffnungslosigkeit, Hilflosigkeit und auch Suizidalität positiv verändern.

◻ Sie sollen die Vitalität und das Körpergefühl wieder verbessern, sie sollen Schlafstörungen, Appetitstörungen, Störungen des Gefühls für den eigenen Körper lindern.

Für die meisten depressiv kranken Menschen ist eine gute *Symptombesserung* eines der wichtigsten Ziele jeglicher Behandlung. Dabei ist eine gute Symptombesserung häufig auch eine ausgezeichnete Basis für psychotherapeutische und soziotherapeutische Veränderungen, weil sie auch Forderungen an den Patienten stellen, ihn belasten und ihm Veränderungsbereitschaft abverlangen. Dies bedeutet gleichwohl nicht, dass eine psychotherapeutische Intervention nicht von Anfang an in der Depressionsbehandlung dabei sein kann. Es soll aber darauf hingewiesen werden, dass psychotherapeutische Ansätze bei einem depressiv kranken Menschen, der überstark von seiner Symptomatik gequält ist, oft anfänglich einen eher stützenden, entlastenden, weniger fordernden Charakter haben sollen und müssen.

Das wohl älteste »Antidepressivum« ist der Alkohol. Die vegetativ entspannende, emotional etwas stabilisierende und ausgleichende, manchmal auch etwas angstlösende Wirkung von Alkohol ist bekannt und wird von manchen Depressiven auch bewusst »genutzt«. Nicht ohne Grund sagt man, dass bei vielen späteren alkoholkranken Menschen am Anfang eine depressive Störung gestanden hat. Wenn aber die Alkoholerkrankung über den Missbrauch hinaus zu einer eigenständigen autonomen Abhängigkeitserkrankung geworden ist, muss das primäre Ziel der Therapie zunächst die Behandlung der Alkoholkrankheit (oder einer anderen Suchtkrankheit) sein. Denn eine Depressionsbehandlung geht letztendlich nur beim abstinenten bzw. zu einem kontrollierten Trinken fähigen Menschen. In der schweren Depression ist der Patient in den meisten Fällen nicht mehr genussfähig, sodass Alkohol keine Entspannung, keine eigentherapeutische Wirkung mehr entfaltet – im Gegenteil: Sie kann sogar zu einer Verschlechterung der Befindlichkeit beitragen.

Im Übrigen fragen Patienten häufig, ob Antidepressiva selbst »süchtig« machen können. Dies ist eindeutig zu verneinen; eine Abhängigkeit im Sinne einer krankhaften körperlichen und psychischen Abhängigkeit von Antidepressiva gibt es nicht. Es gibt eine psychische Fixierung auf Antidepressiva, das heißt die Furcht, beim Absetzen oder Ausschleichen von Antidepressiva wieder Symptome der Depression zu erleiden. Dies aber ist ein Problem der psychotherapeutisch-ärztlichen Begleitung und eines langzeitig angelegten Absetzplanes. Er soll sich über Monate erstrecken und der Patient braucht eine intensive Unterstützung bei der Umsetzung.

Die *Geschichte der Antidepressiva* im engeren Sinne ist recht jung und beginnt in den fünfziger Jahren des vergangenen Jahrhunderts. Alkohol und auch Opium waren über Jahrhunderte hinweg, neben den unterschiedlichsten pflanzlichen Aufbereitungen, die einzigen chemischen Verbindungen – denn auch sogenannte Naturheilmittel sind chemische Verbindungen –, die in der Depressionsbehandlung verwendet wurden. In den fünfziger Jahren wurde im Rahmen eines klinischen Behandlungsversuches bei chronisch psychotisch kranken Patienten die chemische Substanz »Imipramin« erprobt. Dabei entdeckte Professor Kuhn, damals in der schweizerischen Psychiatrischen Klinik Müsterlingen am Bodensee, die stimmungsaufhellende und aktivierend-stimulierende Wirkung von Imipramin. Am Ende des Jahrzehnts kam Imipramin auf den Markt, kurz darauf folgten Amitriptylin, Doxepin, Nortriptylin, Trimipramin, also diejenigen Substanzen, die man heute als sogenannte *klassische trizyklische Antidepressiva* (TZA) bezeichnet.

Damit hatte man erstmals eine Medikamentengruppe gefunden, die für die Behandlung depressiver Erkrankungen erfolgreich eingesetzt werden konnte. Bis dahin galt in etwa die Devise, man müsse einen melancholisch-depressiv kranken Menschen lange beobachten und beschützen, bis er wieder aus der depressiven Phase heraus sei. Man war der Auffassung, man müsse verhindern, dass er sich in dieser Zeit umbringe. Jetzt war somit über die reine Verordnung von Schlafmitteln hinaus eine spezifische »antidepressiv-thymoleptische«, das heißt gegen die depressive Symptomatik gerichtete und stimmungsaufhellende Substanzgruppe entdeckt worden. Der erste positive Schritt bestand darin, dass man etwas gegen depressive Erkrankungen und deren Symptomatik tun konnte und es zur Symptombesserung kam. Früher wollte man abwarten und den Suizid verhüten. Daraus wurde nun eine aktive Hilfemöglichkeit, die sich positiv auf die Besserung ausrichtete. Auf der psychopharmakotherapeutischen Ebene war es, nachdem bald auch die Nebenwirkungen und Begleiterscheinungen der trizyklischen Antidepressiva beschrieben wurden, das Ziel, die vorliegenden Substanzen so zu modifizieren, dass bei erhaltener antidepressiver Hauptwirkung die Nebenwirkungen verringert werden konnten. Nebenwirkungen sind im Wesentlichen Mundtrockenheit, Sehstörungen, Harnflussstörungen, Herzrhythmusstörungen und die Beeinträchtigung kognitiver Fähigkeiten.

In der Forschung bemühte man sich auch, die Substanzen danach zu beschreiben, ob sie eher aktivierend-antriebssteigernd oder eher beruhigend und angstlösend wirkten. Hintergrund war die Überlegung, bei eher agitiert-ängstlichen depressiven Syndromen beruhigend-angstlösende Substanzen und bei eher gehemmt-apathischen und antriebsgeminderten Syndromen eher antriebssteigernde, zumindest nicht sedierende Substanzen zu verwenden. Daraus entstand das sogenannte Kielholz-Schema, nach dem die Antidepressiva je nach Wirkungsschwerpunkt eingeteilt und sozusagen, wie im Klinikjargon immer formuliert, im Kielholz-Schema »links« (die antriebssteigernden) oder »rechts« (die sedierenden Antidepressiva) zugeordnet wurden. Dies wurde als »syndromorientierte Auswahl von Antidepressiva« bezeichnet, da dem jeweiligen klinischen Bild das entsprechende Antidepressivum zugeordnet wurde. Bereits damals gab es Hinweise, neben einer syndromorientierten Verordnung von Antidepressiva auch »nebenwirkungsgeleitete« Überlegungen mit einzubeziehen.

Ein Übersicht zu den *Hauptklassen von Antidepressiva* ist

der Tabelle »Antidepressiva – Auswahl« zu entnehmen. Hier werden tri- und tetrazyklische Antidepressiva, so genannt nach der Anzahl ihrer chemischen Ringe (TZA/TEZA), unterschieden von den selektiven Serotonin-Wiederaufnahmehemmern (SSRI: Selective Serotonin Re-uptake Inhibitors), den Antidepressiva mit sogenanntem dualem oder spezifischem Wirkungsprinzip und den reversiblen Monoaminooxydase-Hemmern (RIMA).

Neuerdings erfreuen sich auch *pflanzliche Heilmittel* im Allgemeinen und die sogenannten »psychotropen Phytopharmaka« einer wachsenden Beliebtheit. Die Autoren Rudolf HÄNSEL und Volker FAUST u. a. (1999) weisen kritisch darauf hin, dass die Selbstmedikation mit psychotropen Phytopharmaka wie Baldrian, Melisse, Hopfen und anderem, was die mutmaßlichen Indikationen anbelangt, noch halbwegs vertretbar sei. Bei Johanniskraut mit den Indikationen Angststörungen bzw. Depressionen ist dies nicht mehr risikolos akzeptierbar. Hier weisen die Autoren weniger auf die möglichen Nebenwirkungen hin als vielmehr auf die Gefahr, dass das zugrunde liegende Krankheitsbild, dessen Therapie ausschließlich in die Hand des Arztes gehöre, unzureichend diagnostisch und therapeutisch behandelt werde. Die Gefahr bestehe also weniger in der Wirkung der Substanz, sondern eher darin, dass ärztliche Diagnose und Therapie umgangen werden und man im »Selbstversuch« unterdiagnostiziert und unterbehandelt wird.

Antidepressiva – Auswahl

Klassen	Antidepressiva (Beispiel: Handelsnamen)
Tri- und tetrazyklische Antidepressiva (TZA/TEZA)	Amitriptylin (Saroten)
	Ctomipramin (Anafranil)
	Doxepin (Aponal)
	Trimipramin (Stangyl)
	Nortriptylin (Nortrilen)
	Maprotilin (Ludiomil)
	Mianserin (Tolvin)
Selektive Serotonin-Wiederaufnahmehemmer (SSRI)	Fluvoxamin (Fevarin)
	Fluoxetin (Fluctin)
	Paroxetin (Seroxat)
	Citalopram (Cipramil)
	Escitalopram (Cipralex)
	Sertralin (Zoloft)
Antidepressiva mit dualem oder spezifischem Wirkprinzip ([1] SNRI / [2] DAS / [3] NaSSA / [4] NARI)	Venlafaxin[1] (Trevilor)
	Agomelatin (Valdoxan)
	Mirtazapin[3] (Remergil)
	Reboxetin[4] (Edronax)
	Duloxetin[1] (Cymbalta)
	Bupropion[4] (Elontril)
Reversible Monoaminooxydase-Hemmer (RIMA)	Moclobemid (Aurorix)

Erklärungen: SNRI bedeutet dualer selektiver Serotonin- und Noradrenalin-Wiederaufnahmehemmer, DAS heißt dual-serotonerges Antidepressivum, NaSSA meint noradrenerges und spezifisch serotonerges Antidepressivum und NARI spezifische Noradrenalin-Wiederaufnahmehemmung. Bei den Monoaminooxydase-Hemmern (MAO-Hemmer) sind irreversible und nicht selektive MAOH, z. B. Tranylcypromin, nicht aufgeführt, da sie für die Behandlung in den meisten Fällen heute obsolet sind. Als einzige Substanz dieser Art ist auf dem deutschen Markt der reversible Monoaminooxydase-Hemmer Moclobemid (Aurorix) eingeführt.

Neben den *Bemühungen um eine Verringerung der Nebenwirkungen* der klassischen tri- und dann auch tetrazyklischen Antidepressiva wurde gleichzeitig vor dem Hintergrund der in den siebziger und achtziger Jahren eingeführten »Serotonin-Defizit-Hypothese« an der Entwicklung selektiver Serotonin-Wiederaufnahmehemmer (SSRI) gearbeitet. Diese Substanzen sollten spezifisch auf serotonerge Neuronen im Zentralnervensystem wirken, der Serotonin-Umsatz sollte erhöht werden. Selektiv meint dabei auch, dass keine anderen Neurotransmittersysteme angesprochen werden, damit das Nebenwirkungsprofil so gering wie möglich wäre. Die wichtigsten derzeit auf dem deutschen Markt befindlichen SSRI sind Fluoxetin, Paroxetin, Citalopram/Escitalpram und Sertralin.

Von den sogenannten dualen und anderen spezifisch wirksamen Antidepressiva weist Mirtazapin in niedrigen Dosierung sedierend-angstlösende Qualitäten auf, sodass bei abendlicher Gabe auch der Schlaf gefördert wird. Die dualen selektiven Serotonin-Noradrenalin-Wiederaufnahmehemmer (SNRI) Venlafaxin bzw. Duloxetin und die selektiven Noradrenalin-Wiederaufnahmehemmer Reboxetin und Bupropion sind nichtsedierend bzw. aktivierend.

Agomelatin als jungst eingeführte antidepressive Substanz weist einen völlig neuen neurobiochemischen Mechanismus auf und hat auch schlaffördernde Qualitäten.

Grundsätzlich ist festzuhalten, dass Bedarf für aktivierende Substanzen bei eher apathisch-avitalen depressiven Zustandsbildern besteht. Dagegen werden die schwer gehemmt-depressiven Zustandsbilder, die oft mit ausgeprägter Angst, mit Suizidalität oder auch mit Wahnsymptomatik einhergehen, in den meisten Fällen mit eher sedierend-anxiolytischen Substanzen behandelt (in Kombination mit einem Benzodiazepin-Tranquilizer oder Neuroleptikum). Der größere Teil der depressiven Symptome verweist eher auf eine ängstlich-unruhige Symptomatik.

▄▄ Wie wirken Antidepressiva?

Um die Wirkung von Antidepressiva zu beschreiben, muss man einerseits neurobiochemische Effekte, andererseits die klinische Wirkung auf Symptome/Syndrome der Depression anführen. Die am häufigsten bei Antidepressiva gefundenen akuten biologischen Effekte sind die der Noradrenalin- oder/und der Serotonin-Wiederaufnahmehemmung sowie der Hemmung der Monoaminooxydase. Hier handelt es sich um das Enzym, das im synaptischen Spalt für den umgehenden Abbau von Noradrenalin bzw. Serotonin verantwortlich ist. Dies geschieht, nachdem der Neurotransmitter aus der Präsynapse des Neurons in den Spalt entlassen wurde. Das Ziel besteht darin, mehr Noradrenalin bzw. Serotonin in den synaptischen Spalt auszuschütten, also an den Stellen der nachfolgenden Nervenzelle (»postsynaptische Rezeptoren«), an denen Neurotransmittersubstanzen wirksam werden sollen.

Die *klinische Wirksamkeit antidepressiver Substanzen* wird in erster Linie im Zusammenhang damit gesehen, dass sie akut auf die Noradrenalin-Serotonin-Wiederaufnahmehemmung einwirken (MÜLLER 1998). Dabei haben die verschiedenen Substanzen unterschiedliche Wirkprinzipien, sodass man etwa zwischen Noradrenalin- bzw. Serotonin-Wiederaufnahmehemmern oder auch Monoaminooxydase-Hemmern unterscheiden kann. Die älteren Antidepressiva haben häufig beide Systeme angesprochen (und auch noch eine Reihe anderer Transmittersysteme, deswegen auch ihr Nebenwirkungsprofil) und wurden deswegen im Klinikjargon als »dirty drugs« (»schmutzige Medikamente«) bezeichnet – während die selektiven Substanzen, die nur auf ein System ausgerichtet sind, dementsprechend die »sauberen« Medikamente sind.

Klinisch wichtig ist, dass durch die Selektivität auf nur ein Neurotransmittersystem das Nebenwirkungsprofil verändert wird und es bei allen selektiven Substanzen letztendlich günstiger für den Patienten ist. Dann werden nicht zusätzlich auch Muskarin-Rezeptoren, alpha-adrenerge oder Histamin-Rezeptoren angesprochen, die für Nebenwirkungen wie Mundtrockenheit, Seh- und Harnflussstörungen, Blutdrucksenkung oder Sedierung/Müdigkeit verantwortlich sind.

Die *Wirkung auf die Herabgestimmtheit* bzw. depressive Verstimmung lässt bei allen Antidepressiva auf sich warten, das heißt, sie beginnt frühestens in der zweiten Woche, also nach etwa 10 bis 14 Tagen – bei einem üblichen und komplikationslosen Behandlungsverlauf. Diese sogenannte »Latenz« wird unter anderem als Ausdruck von Anpassungsvorgängen auf der Rezeptorebene interpretiert.

Antidepressiva sind ein zentraler Bestandteil der Akuttherapie und auch der Langzeitbehandlung depressiver Störungen. Diesbezüglich besteht kein Zweifel in der psychiatrisch-psychotherapeutischen Versorgung. Die Wirksamkeit von Antidepressiva wurde durch zahlreiche Studien gut belegt. Dies wurde sowohl placebokontrolliert als auch im Vergleich zu anderen Substanzen nachgewiesen (wie im Vergleich zum klassischen Antidepressivum Imipramin). Rolf R. ENGEL und Hans-Peter VOLZ (1998) fassen in ihrer Übersicht zusammen, dass rund 50 Prozent aller behandelten Patientinnen und Patienten schon auf eine vier- bis achtwöchige Behandlung mit Antidepressiva ansprechen. Fasst man die derzeit vorliegenden Studien zur Wirksamkeit von Antidepressiva zusammen, dann kann man festhalten:

◻ Alle heute auf dem Markt befindlichen Antidepressiva sind in gleicher Weise »antidepressiv« wirksam. Das heißt, dass sic zu einer Besserung der typischen depressiven Symptomatik führen: depressive Herabgestimmtheit, Angst, psychomotorische Hemmung oder Agitiertheit, kognitive Einengung, Kraftlosigkeit und rasche Ermüdbarkeit, Schlaf- wie auch Appetitstörungen, Libidoverlust und sexuelle Störungen, Leibgefühlsstörungen.

◻ Die wichtigsten Unterschiede finden sich im Bereich der Nebenwirkungen. Dabei weisen neuere Substanzen ein anderes Nebenwirkungsprofil auf als klassische Tri- und Tetrazyklika und sie sind günstiger für die Lebensqualität. Neuere Antidepressiva führen nicht mehr zu sozialer Aufälligkeit; das heißt, man sieht es dem Patienten nicht mehr an, dass er ein Antidepressivum einnimmt.

◻ Die Studien zum Vergleich von Johanniskraut als psychotrop wirksamem Phytopharmakon mit Trizyklika zeigen bei leichteren bis mittelschweren Depressionen eine ähnliche Wirksamkeit, wobei der Anteil der hierzu vorliegenden Untersuchungen gering ist. Bei schwerer ausgeprägten depressiven Erkrankungen haben die synthetischen Antidepressiva ihre Vorteile.

Nun zum konkreten *Vorgehen bei der Auswahl eines Antidepressivums.* Am Anfang hat immer die grundsätzliche Frage zu stehen, ob ein Antidepressivum überhaupt notwendig ist. Gründe für ein Antidepressivum sind bzw. können sein:

◻ Schweregrad der Depression (ab mittelgradig schwer ausgeprägter Depression wird der Einsatz eines Antidepressivums empfohlen, bei schwer und schwerst depressiv kranken Menschen ist er dringend erforderlich)

◻ Vorliegen einer besonders quälenden, beeinträchtigenden, gefährlichen Symptomatik (deutliche Agitiertheit, deutliche psychomotorische Hemmung, ausgeprägtere Angstzustände, Suizidalität, Wahnsymptomatik, quälende Schlafstörungen, ausgeprägtes endomorphes somatisches Syndrom)

◻ starke Beeinträchtigung der Leistungsfähigkeit mit der Gefahr einer sozialen Problematik zum Beispiel am Arbeitsplatz (Verlangsamung im Denken, Sprechen, Handeln, insgesamt Hemmungsvorgänge, rasche Erschöpfbarkeit in der Erwerbstätigkeit oder auch im Haushalt, deutliche Beeinträchtigung bezüglich Gedächtnis und Konzentration)

◻ Ineffektivität bisheriger Behandlungsverfahren (Zusatz von Antidepressiva zur Psychotherapie; trotz Entlastung z. B. durch Krankschreibung keine Besserung, andere biologische Therapieverfahren wie Lichttherapie oder Schlafentzug nur kurzzeitig bessernd oder ineffektiv);

◻ Gefahr der Chronifizierung (ungebesserte Symptomatik mit weiter bestehender Beeinträchtigung und zunehmendem Leidensdruck über mehr als acht Wochen)

◻ zunehmende Verschlechterung trotz nichtpsychopharmakologischer Therapieverfahren

◻ frühere positive Erfahrungen mit antidepressiver Medikation (Medikamentenanamnese: Was half früher?)

◻ Wunsch des Patienten (und seiner Angehörigen)

Prinzipiell geschieht die *Auswahl eines Antidepressivums* syndrombezogen, nebenwirkungsgeleitet sowie an weiteren individuellen Kriterien des depressiv Kranken orientiert. Eine »syndromorientierte« Antidepressiva-Auswahl macht das klinische

Bild der Depression zum Kriterium: Agitiert-ängstliche depressive Syndrome werden mit primär sedierend-anxiolytischen Antidepressiva behandelt, psychomotorisch gehemmte depressive Syndrome in erster Linie mit nichtsedierenden bzw. aktivierenden und antriebssteigernden Antidepressiva. Letzteres gilt gleichwohl nur für gehemmt-apathische depressive Syndrome, also für Krankheitsbilder, die ohne ausgeprägtere Angst, ohne Wahnsymptomatik und ohne Suizidideen oder suizidale Impulse auftreten.

Antidepressiva – Auswahl, Schwerpunkt klinische Wirksamkeit

chem. Kurzbezeichnung	klinischer Schwerpunkt	übliche Tagesdosis mg
Amitriptylin	sedierend	75–225
Amitriptylinoxid	sedierend	60–180
Clomipramin	aktivierend	75–225
Trimipramin	sedierend	100–400
Doxepin	sedierend	100–400
Nortriptylin	aktivierend	75–150
Mianserin	sedierend	30–150
Maprotilin	eher sedierend	75–150
Citalopram	antriebsneutral	20–60
Escitalopram	antriebsneutral	10–30
Paroxetin	antriebsneutral	20–60
Fluoxetin	eher aktivierend	20–60
Fluvoxamin	antriebsneutral	50–300
Sertralin	antriebsneutral	50–200
Venlafaxin	aktivierend	37,5–350
Duloxetin	aktivierend	15–60
Mirtazapin	sedierend	30–120
Moclobemid	aktivierend	150–600
Reboxetin	aktivierend	2–10
Bupropion	aktivierend	75–300
Agomelatin	antriebsneutral	20–50

Gehemmte depressive Syndrome mit Angst bzw. mit depressivem Wahn oder mit Suizidideen können nur in begründeten Ausnahmefällen mit nichtsedierenden Antidepressiva behandelt werden. Zudem sollte bei wahnhafter Depression immer ein Antidepressivum mit einem Benzodiazepin bzw. einem sedierend-anxiolytischen Neuroleptikum kombiniert werden (z. B. einem atypischen Neuroleptikum mit Sedierung wie Olanzapin oder Quetiapin). Neben einer syndromgeleiteten Auswahl des Antidepressivums wird heute mehr Wert auf eine *nebenwirkungsgeleitete* antidepressive Therapie gelegt. Walter E. MÜLLER (1998) hat die möglichen therapeutischen Konsequenzen der Hemmung der neuronalen Wiederaufnahme von Noradrenalin, Serotonin und Dopamin in drei Punkten zusammengefasst:

◻ Wird als Antidepressivum eine Substanz mit Noradrenalin-Wiederaufnahme verwendet, ist im Wesentlichen mit Herzrasen (Tachykardie), Blutdrucksteigerung, Unruhe, Zittern (Tremor), insgesamt mit einer Verstärkung der Effekte von Erregung (Sympathikomimetika) sowie auch mit Erektions- bzw. Ejakulationsstörungen zu rechnen.

◻ Antidepressiva, die hauptsächlich auf den Mechanismus der Serotonin-Wiederaufnahmehemmung abheben, gehen am häufigsten mit Magen- und Darmstörungen, Übelkeit, Brechreiz, Unruhe und Schlafstörungen, Appetitminderung, zum Teil mit Gewichtsabnahme (Fluoxetin), zeitweisen Kopfschmerzen und sexuellen Funktionsstörungen einher.

◻ Antidepressiva, die Dopamin-Wiederaufnahmehemmer sind, führen zu einer psychomotorischen Aktivierung, können Psychosen auslösen oder verstärken und entfalten eine Wirkung gegen die Parkinson-Krankheit.

Bei den anticholinergen Nebenwirkungen (TZA, TEZA) handelt es sich vorrangig um Mundtrockenheit, Sehstörungen und Harnflussstörungen bis hin zum Harnverhalt. Weitere Nebenwirkungen können kardialer und hepatischer Art sein, also Herzrhythmusstörungen, Blutdruckabfall oder auch Leberbelastung. Bei allen Antidepressiva sind regelmäßige Kontrollen des weißen Blutbildes notwendig. Im Hinblick auf die SSRI sollte man bei Fluoxetin die Halbwertszeit des ersten Metaboliten Norfluoxetin von 7 bis 15 Tagen beachten. Auch an mögliche Wechselwirkungen mit anderen Substanzen ist zu denken. Dies gilt ähnlich auch für den selektiven und reversiblen Monoaminooxydase-Hemmer (RIMA) Moclobemid, bei welchem ebenfalls die Latenzzeit bei einer Medikamentenumstellung zu beachten ist.

Weitere wichtige Kriterien für die Auswahl eines Antidepressivums sind dann vor allem

◻ das Alter und das Vorliegen körperlicher Erkrankungen

◻ die Berufstätigkeit

◻ die Notwendigkeit der Fahrtüchtigkeit

◻ Aspekte der Lebensqualität wie Nichtakzeptanz von sexuellen Störungen, Nichtverzicht auf Alkoholgenuss u. Ä.

Im Hinblick auf die moderne Antidepressivatherapie werden heute die folgenden Themen diskutiert: Wechselwirkungen der Antidepressiva mit beispielsweise internistischen Medikamenten, Sexualstörungen durch Antidepressiva oder auch die innere Unruhe zu Beginn einer Therapie sowie die mögliche Befindlichkeitsverschlechterung und Förderung von Suizidideen. Dass vor Therapiebeginn eine akute Suizidgefahr, das Vorliegen eines depressiven Wahns, eine ausgeprägte ängstliche Agitiertheit ärztlich abgeklärt sein müssen, ist eine Selbstverständlichkeit.

So wird man heute bei älteren Patienten mit einer Herzvorschädigung darauf achten, dass das gewählte Antidepressivum beispielsweise die kardiale Situation nicht verschlechtert, dass keine kognitiven Beeinträchtigungen von Merk- und Konzentrationsfähigkeit zusätzlich bewirkt werden, dass Kreislaufregulationsstörungen, gesteigerte Muskelaktivität mit der Gefahr des Sturzes und auch Miktionsstörungen (Harnverhalt beim Mann mit Prostatavergrößerung) vermieden werden. Auch sollten zusätzliche Störungen des Schlafes vermieden werden (etwa durch stark zentral stimulierende Antidepressiva, die zu Einschlafstörungen führen). Da ein Großteil der älteren Menschen zusätzlich andere Medikamente erhält, meist internistischer Art, muss man Wechselwirkungen bedenken, zum Beispiel Serumspiegelerhöhungen der internistischen Substanz durch Blockade entsprechender Enzymsysteme in der Leber (Zytochrom P 450).

Im Hinblick auf das Selbstbild, das Gefühl, für andere attraktiv zu sein, und die Wirkung auf andere spielen Aspekte der Lebensqualität eine Rolle. So werden heute von Frauen und Männern Gewichtszunahmen unter Antidepressiva oder auch sexuelle Störungen kaum mehr akzeptiert – Erektionsstörungen, Ejakulationsverzögerungen und Orgasmusstörungen beim Mann, Libidoverlust, Orgasmusstörung und fehlende Anfeuchtung der genitalen Schleimhäute bei der Frau einschließlich Zyklusstörungen.

Heutzutage akzeptieren depressive Menschen, die im Rahmen ihrer Berufstätigkeit sehr viel reden müssen (im Verkauf Tätige, Manager, Lehrkräfte, Politiker usw.), Antidepressiva nicht mehr, die zu einer deutlichen Mundtrockenheit und damit zu Sprachstörungen führen können. Dasselbe gilt für die Einschränkung der Fahrtüchtigkeit oder auch für die Empfehlung, wegen möglicher Wechselwirkungen auf Alkohol zu verzichten – Verstärkung der zentralnervösen Sedierung, Verlängerung der Reaktionszeit und Unruhe. Zwar gelten depressiv kranke Menschen in ihrer Autoritätsbezogenheit als Personen, die sich mehr als andere an die ärztlichen Empfehlungen halten. Es war jedoch immer schon eine Illusion, dass Patienten, die gewohnheitsmäßig zum Essen oder zum Vergnügen ihr Bier oder ihr Viertel Wein trinken, darauf nun plötzlich verzichten würden. Warum auch? Ziel antidepressiver Therapie ist ja unter anderem die Wiedererlangung der Genussfähigkeit.

Dasselbe gilt für den Umgang mit sexuellen Störungen. Diese Thematik wurde und wird bis heute mit Recht im Zusammenhang mit den selektiven Serotonin-Wiederaufnahmehemmern verstärkt diskutiert – es handelt sich dabei um eine schon von früher bekannte Nebenwirkung.

BEISPIEL Ein 42-jähriger Patient erhielt als Antidepressivum einen selektiven Serotonin-Wiederaufnahmehemmer, unter dem er sich zwar deutlich besser fühlte und wieder arbeitsfähig wurde. Allerdings war er nach Abklingen der schweren Depressivität in seiner sexuellen Aktivität beeinträchtigt. Er konnte seine sexuellen Störungen auch differenziell betrachten. So sah er Erektionsunfähigkeit durchaus im Zusammenhang mit der Schwere der Depression, denn diese war mit dem Abklingen der depressiven Symptomatik ebenfalls behoben. Nicht jedoch die Ejakulationsverzögerung und die Orgasmusunfähigkeit. Hier meinte er, Ejakulationsverzögerung könne er zwar eine Zeit lang akzeptieren, sie werde ihm aber jetzt nach einem Vierteljahr langsam unangenehm. Es wurde eine vorsichtige Umstellung der antidepressiven Substanz vorgenommen. ▫

Dies sind Themen, die vor 25 Jahren noch nicht in dieser Offenheit und Deutlichkeit diskutiert wurden. Heute wird offener über Sexualität gesprochen. Auch depressive Patientinnen und Patienten sind trotz ihrer spezifischen Autoritätsgläubigkeit offener, vielleicht auch fordernder, klarer in ihren Vorstellungen. So werden Nebenwirkungen diskutiert, es wird nach Alternativen gefragt und auch Partner äußern sehr viel mehr als früher ihre Beobachtungen und Wünsche. Die Meinung von vor 25 Jahren, Nebenwirkungen müssten eben akzeptiert werden, dafür werde die Depression besser und die Suizidgefahr nehme ab, wird heute nicht mehr einfach hingenommen. Dabei wird auch vom Arzt bzw. Therapeuten gefordert, dass er um spezifische Nebenwirkungen der einzelnen Substanzen weiß, diese in der Diskussion anspricht und auch Alternativen diskutiert. Allerdings werden Psychopharmaka auch nicht mehr global abgelehnt. Auf die Frage nach hilfreichen Therapieangeboten gaben von über 3000 depressiven Patienten immerhin 82,6 Prozent »Medikamente« an vierter Stelle ihrer Liste als ziemlich bis sehr hilfreich an. An erster Stelle lagen mit 88 Prozent die einzeltherapeutischen Gespräche, an zweiter Stelle mit 85,6 Prozent Besuche von Angehörigen/Freunden und an dritter Stelle, »sich mit Problemen verstanden zu fühlen«. Nach diesen drei Angeboten folgten die Medikamente (HÄRTER u. a. 2001).

Dosierung und Behandlungsdauer

Ein großes Problem der antidepressiven Medikation sind Dosierung und Behandlungsdauer. Etwas verkürzt kann man behaupten, dass bei den klassischen tri- und tetrazyklischen Antidepressiva die Unterdosierung wegen der Nebenwirkungen zu erwarten war. Wenn bereits die Akuttherapie in einer therapeutisch notwendigen Dosierung nebenwirkungsbelastet ist, dann wird eine längerfristige Behandlung zur Verschlechterungs- oder Rückfallprophylaxe in einer eigentlich notwendigen Dosierung kaum toleriert (nämlich der therapeutisch effektiven, und dies wäre eben die Dosierung in der Akuttherapie).

Als *Erhaltungsdosis* (nach Besserung der depressiven Symptomatik unter der Akuttherapiedosis) wurde immer die Dosis bezeichnet, unter der sich eine Symptomunterdrückung bzw. -besserung gerade noch halten ließ. Es handelt sich wahrscheinlich um die untere Schwellendosis, für die die Wirksamkeit gerade noch erreicht wurde; das Nebenwirkungsprofil ist günstiger als in der Akuttherapie und erschien dem Patienten als Langzeitbehandlung akzeptabel. Als Erhaltungstherapie hat man dann immer 50 Prozent bis zwei Drittel der therapeutischen Dosierung gewählt, also 75 bis 100 mg Amitriptylin für die Erhaltungstherapie bei einer ansonsten üblichen therapeutischen Dosis von 150 mg; das entspricht 75 bis 100 mg Maprotilin für die Erhaltungstherapie. Eine rasche Dosisverringerung (wenn nicht gar Absetzen wenige Wochen nach einer stationären psychiatrisch-psychotherapeutischen Behandlung) führt zu Verschlechterungen und erhöhten Rückfallraten wegen eines unzureichenden therapeutischen Schutzes.

Aufgrund des für die Lebensqualität besseren Nebenwirkungsprofils, das auch eine einfache Fortführung der therapeutischen Dosis ermöglicht, ist bei den neueren Antidepressiva dieses Problem weitgehend gelöst. Das trifft auch auf manche andere Substanz zu, wenn die Möglichkeit besteht, sie nur einmal zu verabreichen. Man nimmt die therapeutische Dosis von 40 mg Escitalopram oder 20 mg Paroxetin oder 60 mg Mirtazapin

weiter, um nur drei Substanzen zu nennen. Das ganze Setting der
Medikation hat sich dadurch vereinfacht und ist auch ein Stück
entritualisiert worden.

Früher waren bei der Psychotherapie eines depressiven Patienten, der gleichzeitig Antidepressiva erhielt, die antidepressive Medikation, die dadurch erlittenen Einschränkungen und die
Nebenwirkungen immer wieder ein Thema. Sie erschwerten die
psychotherapeutische Arbeit; dagegen ist heute bei einer längerfristigen Psychotherapie die gleichzeitige Gabe eines Antidepressivums Teil des langfristig angelegten therapeutischen Vor-
gehens, aber nicht mehr Gegenstand nahezu jeder Therapiesit-
zung. Man muss sich nicht mehr so sehr mit dem Management
von Wirkung und Nebenwirkung beschäftigen und kommt auf
die Biografie zu sprechen, auf die Psychodynamik, auf die Wechselwirkungen zwischen Persönlichkeit und lebenssituativen
Entwicklungen.

Die »übliche« *stationäre Verweildauer* für die Behandlung
eines depressiv kranken Menschen liegt zwischen acht und
zwölf Wochen (WOLFERSDORF u. a. 2003). Dabei sollte man be-
rücksichtigen, dass die Verweildauer auch durch die körperliche
Verfassung des Patienten, durch Aspekte wie Alter, internisti-
sche Mitbehandlung, Vorbehandlungen, zusätzliche Erkrankungen usw. mitbestimmt wird. Geht man davon aus, dass eine
unkomplizierte depressive Episode üblicherweise etwa vier bis
sechs Monate andauert, dann sind acht bis zwölf Wochen stationäre Therapie bei schwerst depressiv Kranken eine angemessene mittlere Behandlungsdauer.

Klinisch spricht man heute von vier bis sechs Wochen Symptombesserung, von weiteren vier bis sechs Wochen zur Stabilisierung und von eventuell noch einmal vier bis sechs Wochen

Rückführungszeit in die normalen sozialen Rahmenbedingungen mit systematischer Belastungserprobung. Im ambulanten Bereich sollte man bei der akuten Depression ebenfalls von einer Behandlungsdauer von zwei bis vier Monaten ausgehen, eher ein halbes Jahr einkalkulieren und dann sollten sich, ähnlich wie bei der nachstationären Therapie noch einmal vier bis sechs Monate Erhaltungstherapie anschließen. Insgesamt würde man heute für die Behandlung einer depressiven Episode von Beginn der Diagnostik bis zur Wiedererlangung des vorherigen oder eines neuen Befindlichkeitsstatus acht bis zwölf Monate ansetzen.

Von einer Beendigung (Remission) der depressiven Episode kann man im Übrigen nur dann sprechen, wenn mindestens acht Wochen lang eine deutliche Symptombesserung (Response) und auch eine ausreichende Stabilisierung unter Alltagsbelastung vorliegen.

Man unterscheidet drei Behandlungsabschnitte: die Akutbehandlung der depressiven Episode, die Erhaltungstherapie mit Rückfall- und Verschlechterungsprophylaxe sowie die Dauer- oder Langzeittherapie.

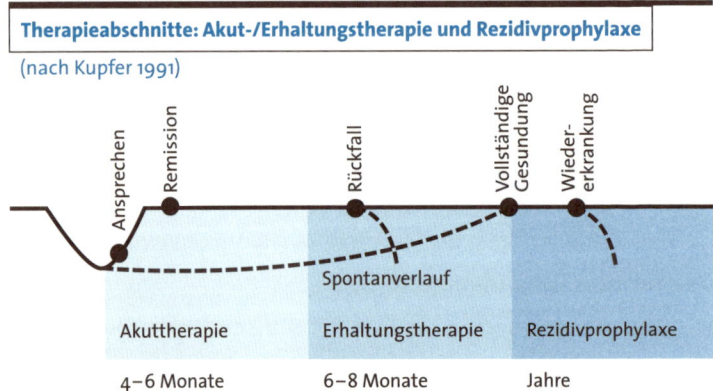

Therapieabschnitte: Akut-/Erhaltungstherapie und Rezidivprophylaxe
(nach Kupfer 1991)

Auf die Notwendigkeit und Sinnhaftigkeit längerfristiger Therapie wurde oben bereits eingegangen. An dieser Stelle sollen nun einige Anmerkungen zur langfristigen Verordnung von Antidepressiva bzw. zum Einsatz von sogenannten Phasenprophylaktika hinzugefügt werden (zum Beispiel Lithium, Carbamazepin, Valproat, Lamotrigin).

Geht man davon aus, dass bei unipolaren Depressionen eine fünfzigprozentige Wahrscheinlichkeit besteht, nach einer Episode ein zweites Mal zu erkranken, dass nach zwei Episoden diese Wahrscheinlichkeit bereits auf über 70 Prozent ansteigt und nach drei Episoden nahezu hundertprozentig mit einer erneuten Erkrankung zu rechnen ist, dann stellt sich die Frage nach der Prophylaxe ganz eindringlich. Allerdings muss man auch sagen, dass hier der derzeitige Wissens- und Forschungsstand zu wünschen übrig lässt. Zwar verfügen wir im Bereich der Psychopharmakotherapie mit Lithium über ein nun schon traditionelles sogenanntes Phasenprophylaktikum, dessen Schwerpunkt heute als Mittel der ersten Wahl bei der manisch-depressiven Erkrankung (bipolaren affektiven Störung) liegt. Auch die Antikonvulsiva Carbamazepin, Valproinsäure und Lamotrigin sind mehr oder minder gut hinsichtlich ihrer rückfallvorbeugenden Wirksamkeit belegt. Was jedoch die Bedeutung psychosozialer Faktoren bei Lebensereignissen oder auch chronischen Belastungen für den Verlauf einer depressiven Erkrankung angeht, ist unser Wissen noch sehr rudimentär. Ganz abgesehen davon sind die Behandlungsangebote für wiederholt depressiv erkrankte Menschen recht begrenzt. Das erkennt man vor allem dann, wenn man sich die im

Alltag doch sehr eingeschränkten Möglichkeiten ansieht, die Psychopharmakotherapie, die Psycho- und die Soziotherapie zu finanzieren (BAUER u.a. 2005; WOLFERSDORF u.a. 2005).

Bei bipolaren, also manisch-depressiven affektiven Erkrankungen ist die *Lithiumprophylaxe* (FELBER 1993) nach zwei Krankheitsepisoden (mindestens eine manische Episode) angebracht. Dies gilt vor allem, wenn diese Episoden deutlich ausgeprägt sind und soziale Beeinträchtigungen vorliegen: zum Beispiel in der manischen Episode soziale Auffälligkeit, Beeinträchtigung der Arbeitsfähigkeit, Arbeitsplatzverlust, die depressive Episode mit ausgeprägter Symptomatik, eventuell mit Wahn und Suizidalität. Die Kriterien für eine Lithiumprophylaxe sind bekannt: Anzahl von bisherigen affektiven Phasen, möglichst gut abgesetzt; Zuverlässigkeit des Patienten; Ausschluss möglicher Neben- oder Wechselwirkungen mit einer anderen Pharmakotherapie; kein höheres Lebensalter; keine Beeinträchtigungen von EEG, EKG und Schilddrüsenfunktion.

Auch das Nebenwirkungsprofil von Lithium ist in der Praxis längst bekannt: in der Einstellungsphase leichter Tremor der Hände, der im Laufe der Zeit oder bei einer Dosisverringerung besser wird und verschwindet; Gewichtszunahme; stärkerer Durst sowie eine Beeinträchtigung der Schilddrüsenfunktion mit der Notwendigkeit einer Substitution. Das Problem beim Lithium besteht unter anderem in einem sehr schmalen Bereich zwischen normaler Dosierung und Intoxikation, sodass die regelmäßige Kontrolle des Lithiumspiegels unbedingt notwendig ist. Dies führt bei manchen Patienten zu dem Gefühl der lebenslangen Abhängigkeit.

Bei der unipolaren Depression würde man heute an erster Stelle für die Langzeitbehandlung das Antidepressivum neh-

men, das auch in der Akuttherapie der depressiven Episode geholfen hat, und es mindestens drei bis fünf Jahre im Sinne der
Rückfallprophylaxe unverändert oder in Erhaltungstherapiedo-
sis geben. Zur Diskussion stehen ansonsten als Phasenprophylaktika Lamotrigin und Valproat.

■■ Absetzen von Antidepressiva

Von einer Besserung der Depression kann erst dann gesprochen
werden, wenn mindestens acht Wochen lang stabil eine deutliche
Symptomreduktion (»Response«) erzielt wurde. Danach sollte
man, wie oben ausgeführt, auch bei einer depressiven Episode
und insbesondere bei einer Ersterkrankung mindestens noch vier
bis sechs Monate, insgesamt also acht bis zwölf Monate Ge-
samtbehandlungsdauer anstreben. Ziel muss eine ausreichende
und anhaltende Symptombesserung sein, d.h. der Patient sollte
auf erneute Belastungen nicht wieder depressiv reagieren.

Wenn dann das Medikament abgesetzt werden kann, dann
sollte man nicht die ganze Medikation von heute auf morgen auf
einen Schlag absetzen. Vielmehr sollte das »Ausschleichen« die
Strategie der Wahl sein, und zwar über Wochen hinweg. Man
sollte dem Gehirn die Möglichkeit geben, sich den veränderten
Rahmenbedingungen anzupassen. Auch sollte man, so die klinische Erfahrung, nicht unbedingt eine Medikation bzw. eine Depressionsbehandlung dann beenden, wenn die »dunkle Jahreszeit« vor der Tür steht.

TIPP Wenn geplant ist, ein Antidepressivum abzusetzen, dann sollte das besser nicht in einer »depressiogenen« Zeit geschehen, also nicht im Herbst und
Winter.

Auch wenn klassisch depressiv gestimmte Menschen keine jähr-liche, jahreszeitlich abhängige Depression aufweisen, spüren sie die deutliche Reduktion der Helligkeit, des Antriebs und der Lebendigkeit im Spätherbst und frühem Winter deutlicher als gesunde und auch als jüngere Menschen. Deswegen sollte man in dieser Zeit nicht auch noch den medikamentösen Schutz bzw. die medikamentöse antidepressive Stimulation wegnehmen. Grundsätzlich sollten Antidepressiva ausschleichend abgesetzt werden, um Absetzeffekte zu vermeiden. So kann man Antidepressiva in 25-mg-Schritten geringer dosieren und die SSRI, die in Einmaldosierung gegeben werden, halbieren. Wird ein Antidepressivum zu schnell abgesetzt, kann es wegen der fehlenden Sedierung zu Unruhezuständen kommen, zum Wiederauftreten einer vegetativ-depressiven Symptomatik, weil die Symptomunterdrückung wegfällt, zu psychisch bedingten Ängsten und Verunsicherungen wegen der Sorge, dass man beim Wegfall eines Wiedererkrankungsschutzes anfälliger wird, oder auch zu einer Art deliranter Symptomatik, wenn die klassischen Trizyklika zu rasch abgesetzt werden.

In einer Absetzphase sollte der Patient grundsätzlich häufiger und regelmäßig seinen Arzt sehen. Er kann bei entsprechender Notwendigkeit, beim Auftreten von Ängsten auf einen Benzodiazepin-Tranquilizer, auf ein Phytopharmakon zur vegetativen Stabilisierung unterstützend zurückgreifen oder auch kurzfristig auf jene Dosis des Antidepressivums zurückgehen, die noch eine Symptomunterdrückung erzielte. Letzteres ist für den Patienten das angenehmste, da der Körper die Substanz kennt.

Hat ein Patient bereits früher depressive Episoden erlitten, hilft die Kenntnis des damaligen Besserungsverlaufes und des Verlaufes während der Absetzphase.

Patienten, die über lange Jahre hinweg Lithium oder ein anderes Phasenprophylaktikum eingenommen haben, äußern immer wieder den Gedanken (dahinter steht dann auch der Wunsch), wie es ohne das Prophylaktikum wäre. Hierfür gibt es eigentlich nur zwei einigermaßen verbindliche Regeln, nämlich:

◻ Was bisher geholfen hat, im Sinne der Wiedererkrankungsprophylaxe, sollte so lange wie möglich genommen und nicht voreilig abgesetzt werden.

◻ Wenn ein Absetzen notwendig ist, dann ein langsames Ausschleichen, wobei für das Absetzen von Lithium aus der eigenen klinischen Erfahrung und der Literatur ein Ausschleichen über ein halbes Jahr bis ein Dreivierteljahr hinweg mit regelmäßigen Kontrollen und Therapiekontakten notwendig ist. Das sollte auch für andere Stimmungsstabilisatoren gelten.

Es besteht heute der Verdacht, dass bei einem voreiligen Absetzen von Lithium zum einen die Bereitschaft, erneut manisch zu dekompensieren, besonders groß ist, zum anderen soll danach die Ansprechbarkeit auf eine erneute Lithiumgabe geringer sein und die Gefahr eines »rapid cycling«bestehen, d. h. eines raschen und sich wiederholenden Auftretens von manieformen und depressiven Episoden innerhalb kürzester Zeit.

MERKE   Das Absetzen eines Medikaments ist eine therapeutische Handlung und braucht Zeit, oft viel Zeit!

Psychoedukation (griechisch psyche = Seele, seelisches Erleben; lateinisch educatio = Erziehung, hier: Bildung, Wissensvermittlung) bedeutet Wissensvermittlung über das seelische Erleben, in diesem Fall Wissensvermittlung über die Erkrankung Depression, damit verbundene Symptome, eventuelle Folgen, sowie auch Behandlungsmöglichkeiten.

Ziel der psychoedukativen Arbeit ist, ein umfangreiches Wissen über die Erkrankung und den Umgang mit dieser zu vermitteln. Betroffene und Angehörige sollen so viel wie möglich über ihre Erkrankung wissen, lernen, mit dieser umzugehen und eventuellen Rückfällen vorzubeugen. Hierzu gehören auch die Entwicklung von Krankheitsverständnis und Krankheitsakzeptanz sowie die Förderung einer aktiven Behandlungsmotivation für die Therapiephase. Auch gibt der Rahmen einer psychoedukativen Gruppe Möglichkeiten, Fragen zu der Erkrankung zu stellen und Erfahrungen mit Mitpatienten auszutauschen. Dazu ist es erforderlich, sich einerseits mit der Depression, deren Symptomen, Ursachen und Auslösern auseinanderzusetzen sowie andererseits über Möglichkeiten und Formen der Therapie zu informieren. Betroffene sollen sich sicher in ihrem sozialen Umfeld bewegen und anderen einen adäquaten Umgang mit der Erkrankung vermitteln können.

Josef Bäuml und Gabriel Pitschl-Walz (2004) beschreiben als übergeordnetes Ziel der Psychoedukation, den informierten selbstverantwortlichen Umgang mit der Erkrankung zu fördern, um den Behandlungsverlauf zu verbessern. Für Patienten werden folgende Teilziele angestrebt:

- Verbesserung des Informationsstandes
- Aufbau eines Krankheitskonzeptes, aus dem ein Behandlungsmodell abgeleitet werden kann
- emotionale Entlastung des Patienten
- Förderung langfristiger Behandlungsbereitschaft
- Verbesserung der Fähigkeit zur Krisenbewältigung
- Gewinnen von Sicherheit im Umgang mit der Erkrankung
- Verbesserung der Selbstwirksamkeit

Folgende Bausteine psychoedukativer Gruppen sollen dazu beitragen, diesem Ziel näher zu kommen:

- Symptome der Depression
- Ursachen und Auslöser von Depressionen
- Diagnosen und Rahmenbedingungen für die Therapie
- medikamentöse Therapie
- Psychotherapie
- Entlassungsvorbereitung, Rückfallprophylaxe, Weiterbehandlung

Die meisten psychoedukativen Gruppen werden im Rahmen einer stationären Behandlung als fester Programmpunkt angeboten, auch ambulante Gruppen sind möglich, jedoch seltener. Psychoedukation findet ambulant meist im Einzelsetting statt. Im stationären Rahmen wiederholen sich die einzelnen Module immer wieder, sodass neue Patienten ohne Probleme Anschluss finden können. Die Leitung der Gruppe liegt in den meisten Fällen bei einem Arzt oder Psychologen, gegebenenfalls auch bei einer Pflegekraft, die eine Mischung aus Wissensvermittlung und offener Diskussion gestalten und moderieren und für Fragen zur Verfügung stehen. Häufig kommen auch verschiedene Medien zum Einsatz, z. B. Merkblätter, Arbeitsblätter, Informationsmaterial, Flipchart etc.

Viele Betroffene berichten, sich stark entlastet zu fühlen, wenn sie bemerken, dass nicht nur sie unter einer Depression leiden, sondern, dass auch ihre Mitpatienten ähnliche quälende Symptome erleben. Vor diesem Hintergrund ist es auch Ziel der Psychoedukation, zu vermitteln, dass Depressionen zu den häufigsten psychischen Erkrankungen gehören und bei Menschen aller sozialen Schichten, Kulturen und Nationalitäten auftreten können. Frauen sind in der Regel häufiger betroffen als Männer; auch Kinder können schwer depressiv erkranken.

Die Entwicklung einer Depression kann sehr unterschiedlich sein. Der eine reagiert vielleicht auf eine ganz bestimmte Situation (Arbeitslosigkeit, Trennung von dem Lebenspartner, Tod eines Angehörigen, Berentung, Umzug, Operation, körperliche Erkrankung etc.), für den anderen gibt es gar keinen sichtbaren Auslöser. Für manche sind trübe Gedanken wie ein alt vertrautes Fahrwasser. Irgendwann entsteht das Gefühl, eine schwarze Brille zu tragen, die nur noch eine negative Sicht der Dinge zulässt. So können beispielsweise hohe berufliche und/oder familiäre Anforderungen Stress auslösen, der irgendwann nicht mehr bewältigbar erscheint. Dabei geht Selbstwertgefühl verloren, es entstehen Ängste, Freude und Interessen lassen nach, der Antrieb fehlt; nur mühsam können sich Betroffene aufraffen, Dinge zu tun, die früher einmal Spaß gemacht haben. Dies alles führt dazu, dass sich depressive Menschen häufig immer mehr zurückziehen und somit keine Chance haben, positive Erfahrungen zu machen.

Da die meisten Patienten bereits einen sehr langen Krankheitsweg hinter sich haben, spielt die *Entlastung* zunächst eine sehr wichtige Rolle. Vor diesem Hintergrund werden zu Beginn eines neuen Gruppenzyklus auch die gemeinsamen Ziele für die

Therapie zusammengetragen. Diese bestehen unter anderem darin, Ursachen und Auslöser für die individuelle Entwicklung der Depression zu erkennen, angenehme Aktivitäten aufzubauen, belastende Faktoren zu reduzieren bzw. zu bearbeiten oder soziale Kontakte wiederaufzunehmen.

Auch das *Verständnis für die Vielfalt der Symptome* ist elementar. Hierzu gehören unter anderem auch körperliche Symptome, die vielen Patienten lange Zeit scheinbar unerklärlich waren. Das Wissen, dass Schmerzen, Druck- und Spannungsgefühle, Verspannungen, Schwitzen oder Schlafstörungen einen »echten« Hintergrund haben, wirkt entlastend und beruhigend. Häufig ist es hilfreich, die verschiedenen Symptome in Gruppen einzuteilen, beispielsweise in körperliche Symptome (z. B. Schlafstörungen, Schmerzen, Appetitverlust etc), Symptome im Bereich des Denkens (z. B. Konzentrationsstörungen, Grübeln, Denkhemmung etc.), Symptome im Bereich des Fühlens (Traurigkeit, Gefühl der Gefühllosigkeit, Leere etc.) oder Symptome im Bereich der Psychomotorik (Verlangsamung, Antriebsarmut, Trägheit, sozialer Rückzug etc.). Patienten können lernen, dass sich eine Depression bei verschiedenen Menschen auf sehr unterschiedliche Weise äußern kann, also unterschiedliche Schwerpunkte haben kann.

Immer wieder beschäftigen sich Betroffene mit *Ursachen, Auslösern und Gründen für die eigene Erkrankung.* Auch die Frage, warum z. B. die Nachbarin es schafft, mit der gleichen oder auch einer größeren Anforderung zurechtzukommen, und man selbst nicht, wird häufig als quälend erlebt. Psychoedukation versucht, das Zusammenspiel zwischen Genetik und Umwelt zu vermitteln. Zwar besteht bei manchen Menschen eine erhöhte erblich bedingte Anfälligkeit dafür, depressiv zu erkranken; dies bedeutet jedoch nicht automatisch, im Laufe des Lebens zu erkranken. Auch reicht eine hohe Beanspruchung (beispielsweise durch belastende Lebensereignisse) nicht aus, eine depressive Episode auszulösen. Ebenso wenig, wie musische Begabung allein einen Konzertpianisten ausmacht, kann die genetische Anlage, depressiv zu werden, allein eine Depression bedingen.

MERKE Sowohl für den besseren Umgang mit der Erkrankung als auch zur Vorbeugung erneuter Krankheitsphasen ist es sehr wichtig, mit den ganz individuellen Ursachen und Auslösern der eigenen Depression vertraut zu sein. Dies ermöglicht zum einen ein besseres Verständnis für die Erkrankung, zum anderen hilft es, künftig anders auf Auslöser oder kritische Situationen reagieren zu können, um eine erneute Erkrankung zu vermeiden.

Im Rahmen der Therapie ist es besonders wichtig, gemeinsam Ursachen und Auslöser der Depression zu identifizieren und alternative Wege bzw. Möglichkeiten herauszuarbeiten, wie man richtig auf Frühwarnzeichen reagieren kann.

Einen weiteren Schwerpunkt stellt die Vermittlung des diagnostischen Prozesses dar. Hierbei werden Leitlinien für die Diagnose Depression sowie Kriterien für die Gewichtung in leicht, mittelschwer und schwer dargestellt.

Diagnose-Leitlinien Depression

Folgende Symptome dienen, wenn sie seit mindestens 2 Wochen bestehen, als Grundlage zur Diagnosestellung einer Depression:

1. Deprimierter Affekt, ungewöhnliches Ausmaß für Betroffene, die meiste Zeit des Tages, fast täglich, im Wesentlichen von äußeren Umständen unbeeinflusst
2. Interessenverlust, Freudlosigkeit bei früher angenehmen Aktivitäten
3. Antriebsminderung, erhöhte Ermüdbarkeit
4. Klagen über verminderte Konzentration, Aufmerksamkeit, Denkvermögen, Unschlüssigkeit
5. Vermindertes Selbstwertgefühl und Selbstvertrauen
6. Schuldgefühle, Gefühle von Wertlosigkeit
7. Suizidgedanken, Selbstverletzungen, Suizidversuche
8. Schlafstörungen, Hyper- bzw. Hyposomnie (zu viel oder zu wenig Schlaf)
9. Verminderter oder gesteigerter Appetit
10. Psychomotorische Agitiertheit (Erregung) oder Hemmung

Leichte Depression: mindestens 2 Symptome aus 1–3, mindestens 1, höchstens 2 Symptome 4–10

Mittelgradige Depression: mindestens 2 Symptome aus 1–3, höchstens 4 Symptome aus 4–10; einige besonders ausgeprägt

Schwere Depression: alle Symptome aus 1–3, mindestens 5 Symptome 4–10; einige stark ausgeprägt

Aufbauend auf den Kenntnissen über die Entstehung und Aufrechterhaltung der Erkrankung, die Symptome und den diagnostischen Prozess werden gemeinsam in der Gruppe Ziele der stationären Depressionsbehandlung erarbeitet. Wichtig ist hierbei, zwischen Zielen zu trennen, die im stationären Setting erreichbar sind, und solchen, die anschließend im Rahmen einer ambulanten Behandlung verfolgt werden sollten. Die wichtigsten Behandlungsziele sind:

- Symptombesserung bzw. -freiheit
- Wiedererkrankungsprophylaxe (= Vorbeugung)
- Aufklärung bzw. Information von Patienten und Angehörigen

□ Gefühl von Unterstützung, Sicherheit und Transparenz vermitteln, Compliance schaffen (Bereitschaft des Patienten zu Mitarbeit, Umsetzung und Weiterführen der therapeutischen Maßnahmen während und nach dem stationären Aufenthalt)

□ Vorsorge gegen suizidale Handlungen

□ Wiedererlangung der Leistungsfähigkeit (Teilnahme an Beruf, Familie, Haushalt, Freizeit) sowie der Beziehungsfähigkeit, d. h. Fähigkeit zu produktiver Gestaltung von Beziehungen

□ Entdecken und Fördern vorhandener oder zu entwickelnder Fähigkeiten und Ressourcen

□ Verändern depressionsfördernder Anteile der Persönlichkeit

□ Verbesserung der Lebensqualität.

Als *Rahmenbedingungen für die Therapie* stehen einerseits ambulante Behandlungsansätze, andererseits teilstationäre oder stationäre Behandlungsmöglichkeiten zur Verfügung. Jeder Ansatz hat Vor- und Nachteile und muss gemeinsam mit den Betroffenen gut durchdacht und individuell entschieden werden. So ist ein wesentlicher Vorteil der ambulanten Psychotherapie, dass der bestehende soziale Rahmen, meist auch die Berufstätigkeit, und die familiäre Struktur erhalten bleibt. Eine weitere Möglichkeit bietet die teilstationäre bzw. tagesklinische Behandlung, bei der Patienten morgens in die Klinik kommen und abends wieder nach Hause gehen. Tagsüber sind sie in den Stationsalltag integriert und können an allen Therapiemaßnahmen teilnehmen. Dies bringt den Vorteil, dass auch hier der soziale Bezugsrahmen erhalten bleibt, gleichzeitig eine Entlastung zum Beispiel von beruflichen Anforderungen besteht. Allerdings empfiehlt sich diese Behandlungsform meist bei bereits abklingenden schweren Episoden oder als Übergangsphase nach einer stationären Behandlung. Eine vollstationäre Behandlung hat den Vorteil, erheblich entlastend wirken zu können. Insbesondere in der schweren Phase einer Depression sind Appetit und Schlaf-Wach-Rhythmus gestört. Medikamentöse Therapien können wesentlich effizienter eingesetzt werden, da kleinste Veränderungen beobachtbar sind, auf die Ärzte schnell reagieren können. Weiterhin sind die Integration in den Stationsalltag und der somit enge Kontakt zu Mitpatienten ein nicht zu unterschätzender Wirkfaktor für die Genesung. Die jeweils geeignete Behandlungsform ist abhängig von Ausprägung und Schweregrad der Erkrankung.

Natürlich bietet Psychoedukation einen geeigneten Rahmen, um konkrete Informationen über einzelne Therapiemöglichkeiten zu vermitteln. Es werden sowohl die medikamentöse Therapie als auch verschiedene Formen von Psychotherapie und Soziotherapie vorgestellt, um den Patienten auch die Fortsetzung der begonnenen Therapie nach der stationären Behandlung zu erleichtern und maximale Transparenz zu schaffen.

Bei der Vermittlung medikamentöser Behandlungsansätze wird auf Basisinformationen über die Funktionsweise des Gehirns, den Neurotransmitterstoffwechsel (Austausch von Botenstoffen im Gehirn) und Wirkungsweisen von Medikamenten eingegangen. Auch das Spektrum medikamentöser Behandlungsmöglichkeiten wird kurz erläutert. Dabei wird auf die Unterscheidung verschiedener Substanzgruppen hingewiesen. So werden Antidepressiva meist zur Verbesserung von Stimmung und/oder Antrieb eingesetzt, während Neuroleptika zur Behandlung von Denk- und Wahrnehmungsstörungen, auch Grübeln oder innerer Unruhe gegeben werden.

Sowohl wissenschaftliche Untersuchungen als auch die klinische Erfahrung sprechen für den Erfolg kombinierter Behandlungen. So spielt neben der biologisch orientierten Seite (medikamentöse Therapie) auch die Psychotherapie eine wichtige Rolle. Psychotherapie bedeutet wörtlich übersetzt »Behandlung der Seele«. Psychisch, emotional und psychosomatisch bedingte Krankheiten (z. B. Ängste, Depressionen, Essstörungen, Suchterkrankungen usw.) werden dabei mit Hilfe psychologischer, d. h. wissenschaftlich fundierter Methoden behandelt.

Abschließend befassen sich vor allem stationäre psychoedukative Gruppen häufig mit dem Thema Entlassung. Ziel ist hier die Vorbereitung auf die Entlassung sowie auch die Vermittlung von Informationen zur Wiedererkrankungsprophylaxe. Gemeinsam mit den Patienten werden Möglichkeiten zur Entlassungsplanung und -vorbereitung erarbeitet. Es geht beispielsweise um Folgendes:

◻ die Anpassung der Aufstehzeiten

◻ die kontinuierliche Pflege von Freundschaften und Kontakten auch aus dem stationären Setting heraus

◻ die Kontaktaufnahme zur Arbeitsstelle

◻ gegebenenfalls die Klärung bzw. Anpassung der Arbeitszeiten

◻ die Organisation der psychiatrischen und psychotherapeutischen Weiterbehandlung oder

◻ die gezielte Information und Aufklärung von Freunden und Angehörigen

Gerade der Umgang mit Angehörigen, Freunden und dem sozialen Umfeld ist für viele Betroffene ein wichtiges Thema. Elementar ist hierbei auch die Klärung eigener Erwartungen. Für viele ist die Gewissheit hilfreich, Verständnis zu bekommen. Übermäßige Rücksichtnahme kann oft eine Belastung sein, Patienten fühlen sich nicht mehr ernst genommen, wünschen sich häufig ein gutes Mischverhältnis aus Anforderung und Rücksichtnahme. Ein zentraler Punkt ist hierbei auch, dass die Autonomie gewahrt wird, Grenzen akzeptiert werden und genügend Freiräume bestehen bleiben.

Betroffene sollten ihren Angehörigen vermitteln können, dass eine Depression eine »echte« Krankheit ist, und nicht mit Willenschwäche oder Faulheit zusammenhängt. Geduld ist eine der wichtigsten Aspekte bei der Begleitung einer depressiven Erkrankung, denn auf dem Weg zur Besserung können oftmals Schwankungen auftreten. Angehörige sollten keine therapeutische Haltung einnehmen oder den Betroffenen übermäßig umsorgen, nicht ängstlich oder misstrauisch überwachen, sondern einen offenen und ehrlichen Umgang miteinander pflegen.

Bei der Frage, wem man wie viel von seiner Erkrankung erzählen sollte, könnten folgende Kriterien hilfreich sein:

◻ Wie nahe steht mir jemand?
◻ Wer meint es gut mit mir?
◻ Wer kann die Krankheit verstehen und nachvollziehen?
◻ Kann ich durch die Information bei meinem Gegenüber Vorurteile abbauen?

Gruppen bieten einen günstigen Rahmen zur Erarbeitung der Vor- und Nachteile von Offenheit, zum Austausch unterschiedlicher Erfahrungen, zu gegenseitiger Unterstützung und zum Üben von Umgangsmöglichkeiten mit drängenden unangenehmen Fragen.

Wichtig dabei ist, dass jeder Teilnehmer für sich selbst entscheidet, wie viel er wem sagen möchte, und die jeweilige Form der Erklärung an die entsprechende Zielgruppe anpassen kann.

In den meisten Fällen ist eine anschließende psychiatrische und psychotherapeutische Behandlung empfehlenswert. Insbesondere der zunächst noch schwankende Verlauf lässt sich so gut und zuverlässig begleiten. Auch die gemeinsame Erstellung eines Krisenplanes und die Aufmerksamkeit für mögliche Frühwarnzeichen und Reaktionsmöglichkeiten können hilfreich sein.

Insgesamt ist Psychoedukation sowohl im Einzelkontakt als auch in der Gruppe – stationär oder ambulant – ein wichtiges Element, um die Erkrankung zu verstehen und zu bewältigen. Über die Therapie hinweg werden Informationen vermittelt, die Kontrolle und sog. Selbstwirksamkeitserleben zurückgeben und den Betroffenen zum Experten seiner eigenen Erkrankung machen sollen. Depression kann somit greifbarer und verstehbarer werden und somit einen Teil ihres Schreckens verlieren.

Selbsthilfegruppen für depressive Patienten

In Selbsthilfegruppen kommen Menschen zusammen, die unter einem gemeinsamen Problem leiden, um mit vereinten Kräften ohne professionelle Leitung etwas zu dessen Überwindung beizutragen. Selbsthilfegruppen für Patienten mit somatischen Erkrankungen (z.B. Parkinson, Multiple Sklerose) und Suchterkrankungen (z.B. Anonyme Alkoholiker) sind längst weit verbreitet und zu einem wesentlichen Faktor der Gesamtbehandlung geworden. Dagegen etablieren sich spezielle Selbsthilfegruppen für depressive Menschen erst in den letzten Jahren und werden zunehmend neben Psycho- und Pharmakotherapie zur dritten Säule der Depressionsbehandlung.

Das *Wir-Gefühl* in der Gruppe wird von den Teilnehmern als *wichtiger Wirkfaktor* benannt. Es wird als entlastend empfunden, mit Menschen zusammenzukommen, die die depressive Symptomatik aus eigener Erfahrung kennen und ohne viele Worte verstehen, welche Probleme durch die Krankheit auftreten. Außerdem bieten Selbsthilfegruppen die Möglichkeit, wieder mit anderen Menschen in Kontakt zu geraten. Das Gefühl, nicht mehr mithalten zu können, Angst vor sozialer Interaktion und andere depressive Symptome haben oft zum Rückzug aus Vereinen, aus dem Freundeskreis oder auch aus dem kirchlichen Gemeindeleben geführt. Das soziale Netz kann jetzt durch die Teilnahme an Selbsthilfegruppen wieder aufgebaut bzw. das Bestehende erweitert werden. Für die Betroffenen geht es um emotionale Entlastung und Stützung, um Suche nach Bewältigungsmöglichkeiten der Erkrankung und um Kontaktförderung.

In der Regel treffen sich die Selbsthilfegruppen wöchentlich oder zweimal die Woche für einen Zeitraum von 1,5 bis 2 Stunden. Häufig werden sie von einem gewählten Gruppensprecher geleitet. Bewährt hat sich darüber hinaus auch, zu bestimmten Fragestellungen Experten zu einem Vortrag mit Diskussion einzuladen.

Neuerdings gibt es Selbsthilfegruppen, um die Wiedererkrankungsprophylaxe zu verbessern. Hier handelt es sich um eine gegenseitige Stabilisierung in einer Gesprächs- und Aktivitätengruppe. Viele der Selbsthilfegruppen für Depressive (etwa »Equilibrium« in der Schweiz) befürworten ausdrücklich die gleichzeitige Mitbehandlung durch einen Psychiater oder Psychotherapeuten.

Informationen können bei den Depressionsstationen der Kliniken, den Krankenkassen oder NAKOS bezogen werden (NAKOS steht für Nationale Kontakt- und Informationsstelle zur Anregung und Unterstützung von Selbsthilfegruppen – Deutsche Arbeitsgemeinschaft Selbsthilfegruppen e. V.).

▪▪ Selbsthilfegruppen für Angehörige

Wenn ein Familienmitglied unter einer depressiven Erkrankung leidet, sind Angehörige vielfach mitbetroffen. Sie übernehmen wichtige Aufgaben bei der Versorgung des kranken Menschen, leisten viel Unterstützungsarbeit und müssen selbst Wege finden, mit der veränderten und oft belastenden Lebenssituation umzugehen. Selbsthilfegruppen für Angehörige können hier wichtige Hilfestellung geben. Es kann bedeutsam werden, dass man etwas dazu beiträgt, selbst bei Kräften zu bleiben. Dies kann geschehen durch emotionale Unterstützung, durch Austausch über Umgangsmöglichkeiten mit dem Erkrankten und der Erkrankung und durch Suche nach eigenen Entlastungsmöglichkeiten. Stellvertretend für die zahlreichen regionalen Anlaufstellen sei hier der Bundesverband der Angehörigen psychisch Kranken e. V. (BApK) in Bonn genannt.

■■■ Was Angehörige tun können

Angehörige und Freundeskreis geraten oft unvermittelt in eine schwierige Situation, wenn ein Familienmitglied erkrankt und das Krankheitsbild einer Depression nicht bekannt ist. Dann können Gefühle von Unsicherheit, Hilflosigkeit und sogar Ablehnung aufkommen, die sich manchmal in einer fordernd-vorwurfsvollen Haltung dem Depressiven gegenüber ausdrücken. Eine pauschale Antwort auf die Frage, wie man als Angehöriger einem depressiv Erkrankten helfen kann, gibt es leider nicht. Aber einige ausgewählte Empfehlungen können möglicherweise eine Orientierung vermitteln (vgl. BISCHKOPF 2009).

Informieren Sie sich über die Erkrankung: Sprechen Sie mit vertrauten Menschen aus der Verwandtschaft oder dem Freundeskreis darüber.

Zeigen Sie Verständnis und Geduld: Die Behandlung einer Depression braucht Zeit. Versuchen Sie nicht, dem Betroffenen vor Augen zu führen, dass er die schönen Seiten seines Lebens sehen solle oder dass er sich »einfach zusammenreißen« solle. Solche – oft gut gemeinten – Ratschläge bestärken in einem Depressiven das Gefühl, versagt zu haben und nicht verstanden zu werden.

Strukturierung des Tagesablaufes: Einem Depressiven fällt es oft schwer, etwas zu unternehmen. Schon das Aufstehen oder einfache Alltagsanforderungen (z. B. Telefonieren) würden am liebsten vermieden. Unterstützen Sie den Erkrankten, zu einem geregelten Tagesablauf zu finden, ohne ihn dabei zu maßregeln. Planen Sie kleine gemeinsame Unternehmungen, und beziehen Sie ihn allmählich schrittweise wieder in die Aufgaben des Alltags ein.

Überforderung vermeiden: Stellen Sie dabei keine zu hohen Anforderungen, dies könnte den Betroffenen überfordern. Er muss selbst erst akzeptieren lernen, dass er krank ist, und einen Weg finden, damit umzugehen.

Regelmäßigkeit der therapeutischen Maßnahmen: Unterstützten Sie den Betroffenen dabei, seine Medikamente regelmäßig einzunehmen und seine Termine beim Arzt oder Psychotherapeuten auch einzuhalten. Ermuntern Sie, ohne zu bevormunden. Denn Depressive glauben oft nicht daran, dass ihnen geholfen werden kann. Zumal viele Betroffene sich nicht als krank sehen, sondern die Krankheit als Ausdruck von Strafe oder Versagen bewerten.

Nehmen Sie suizidale Äußerungen ernst: Häufig wird ein Suizidversuch vorher angekündigt. Versuchen Sie nicht, einem Betroffenen die suizidalen Ideen einfach auszureden. Eine Depression einschließlich ihrer Begleiterscheinung ist nichts, was man mit dem Willen überwinden kann. Der Betroffene benötigt professionelle Hilfe.

Sprechen Sie als Eltern offen mit ihren Kindern: Erklären Sie altersgerecht, was eine Depression ist, dass die Kinder nicht schuld daran sind und dass der oder die Erkrankte die Kinder lieb hat. Sie können beispielsweise erklären, dass die Mama nicht aufhören könne, traurig zu sein. Sie hat gerade keine Kraft zum Aufstehen, weil sie krank ist, kann deshalb im Moment nicht mit den Kindern spielen, hat sie aber sehr lieb (vgl. MATTEJAT 2008).

Achten Sie auf eigene Belastungsgrenzen: Wer einem psychisch Kranken beisteht, sollte achtsam mit sich und seinen Kräften umgehen. Schaffen Sie sich Gesprächsmöglichkeiten, nehmen Sie Entlastungsangebote und Hilfestellung anderer vertrauter Menschen an, und suchen Sie Freiräume, in denen Sie andere Aktivitäten wahrnehmen. Sollten Sie sich gesundheitlich überlastet fühlen, nehmen Sie die Hilfe eines Arztes, eines Psychotherapeuten oder einer Angehörigengruppe in Anspruch. Sie können sich an die Angehörigenverbände psychisch Kranker wenden.

Zu den soziotherapeutischen Aufgaben zählt die *Psychoedukation* (vgl. S. 172) ür Patienten wie auch für die Angehörigen, und zwar vorrangig mit der Zielrichtung, Informationen über die Erkrankung, Krankheitsbewältigung und Wiedererkrankungsprophylaxe zu geben. Zu diesem Therapieansatz gehört zudem die konkrete klassische *Sozialarbeit*, nämlich Hilfe bei der Bewältigung chronischer Belastungen im Lebensumfeld, Unterstützung und Begleitung bei Arbeitsplatzproblemen, bei der gestuften Wiedereingliederung oder bei einer vorzeitigen Berentung. Dies schließt auch *sozioedukative Trainingsmaßnahmen* ein, wie das Erlernen der Regelung eigener Finanzen, die Selbstversorgung oder auch fürsorgerische Maßnahmen für alte depressiv Kranke, wenn diese etwa wegen Vereinsamung und Isolation in ein Altenheim müssen.

Auch im stationären Rahmen kommt den Sozialpädagogen und Sozialarbeiterinnen die Aufgabe zu, zu Belastungstrainings mit dem Patienten nach Hause zu fahren: Sie sollten sich dort umsehen, eine Anleitung geben, sich ein Bild von der Lebensfähigkeit des Patienten und seiner Integration in das Umfeld und seiner Beziehungen zur Familie machen sowie daraus abgeleitet wiederum therapeutische Überlegungen und Konsequenzen mit einbringen. In den letzten zwei Jahrzehnten sind auch in Deutschland fast überall Selbsthilfegruppen für depressiv Kranke entstanden. Die meisten »Depressionsstationen« in deutschen Fachkrankenhäusern für Psychiatrie und Psychotherapie arbeiten mit »Selbsthilfegruppen für Depressive« zusammen oder haben eigene Gruppen dieser Art gegründet. So bildet heute die Selbsthilfe eine wichtige vierte Säule im Strauß der therapeutischen Möglichkeiten und Notwendigkeiten. Letztlich handelt es sich darum, die Eigenverantwortung für sich und die eigene Erkrankung zu übernehmen, diese mit zu gestalten und Krankheitsbewältigung gemeinsam zu leisten.

Etwa 70 Prozent aller akut depressiv kranken Menschen erfahren eine deutliche Symptombesserung mit Wiederherstellung ihrer Leistungsfähigkeit in der Arbeitssituation (Ausbildung, Haushalt, Erwerbssituation). Allerdings kann es eine Reihe von Problemen bei der Wiedereingliederung geben. Die wichtigste Möglichkeit der Rückkehr in den Erwerbsprozess, die sich heute anbietet, ist die »gestufte Wiedereingliederung«. Dabei ist allerdings wichtig, dass es sich um eine wirklich gestufte Wiedereingliederung handelt, die über Monate hinweg von zum Beispiel 50 auf 70 Prozent nach vier Wochen, dann auf 80 Prozent nach weiteren vier Wochen und dann auf 100 Prozent steigt. Die Furcht vor dem Scheitern, aber auch konkret unzureichende Symptombesserung bei fehlender Stabilität und Belastbarkeit können in dieser Zeit sehr rasch zu einem Rückfall und damit zu einem erneuten Auftreten der depressiven Symptomatik führen. Dies ist in vielen Fällen sicher vermeidbar, allerdings können sich belastende, negative Lebensereignisse auf den Prozess der Besserung und auf die Belastungsfähigkeit immer negativ auswirken. So geht man davon aus, dass es mit einem hohen Risiko verbunden ist, wieder zu erkranken, wenn es nach dem Abklingen einer depressiven Erkrankung zu zwei belastenden Ereignissen im Jahr kommt. Gerade deswegen ist auch die kontinuierliche ambulante psychiatrisch-psychotherapeutische und auch pharmakologische Erhaltungstherapie notwendig.

Zur Frage der Wiedereingliederung depressiv kranker Menschen gibt es sehr wenig konkrete Empfehlungen (WOLFERS-

DORF u. a. 2005; WOLFERSDORF 2007). Irrtümlicherweise wird immer angenommen, dass eine ausreichende Symptombesserung bereits die Wiederherstellung der Leistungsfähigkeit garantiert. Dabei weiß man doch von der echten Grippe, dass man nach einer Woche Fieber noch mindestens eine Woche der Erholung benötigt, um sich wenigstens wieder einigermaßen belasten zu können. Und das lässt sich auch auf die Depression übertragen. Symptombesserung ist also die eine Voraussetzung für Leistungsfähigkeit, die andere ist die »Belastbarkeit« oder Stabilität. Hier geht es darum, nicht rückfällig zu werden, wenn es am Arbeitsplatz zu normalen oder über das Normale hinausgehenden Belastungen kommt. So wäre beispielsweise ein gut gebesserter Personalchef einer großen Behörde letztlich nicht belastbar, wenn er zwar symptomgebessert aus der Depression herausgekommen ist, bei der ersten Besprechung mit seinen Mitarbeitern im Zusammenhang mit einer kritischen Anmerkung unruhig wird, den Überblick und die Konzentration verliert, die Konferenz verlassen muss und mehrere Tage lang Schlafstörungen hat und sich zurückzieht. Belastbarkeit heißt also: Symptomfreiheit / -armut auch unter alltäglicher Berufsbelastung. Einige Probleme bei der Wiedereingliederung sind in den beiden folgenden Übersichten zusammengefasst.

Probleme bei Wiedereingliederung von Depressiven in den Erwerbsprozess

Unzureichende Symptombesserung
- weitere therapeutische Begleitung, im Einzelfall medizinische Reha (Problem: der Arbeitsplatz liegt weiter entfernt!)
- Evtl. ergotherapeutische Leistungserprobung vorausschicken!

Unzureichende Belastbarkeit
- Patient reagiert bei Belastung mit erneuter Symptombildung und Insuffizienz

Eingeschränkte Reaktionsfähigkeit
- Problem Straßenverkehrstüchtigkeit, Fähigkeit, Maschinen zu führen, berufsbedingte Belastungen

Überdauernde affektive Herabgestimmtheit und Antriebsreduktion

Stigmatisierung und zusätzliche, erneut krankheitsfördernde Kränkung durch

Rückstufung, Versetzung u. Ä., belegbare Einschränkung der Leistungsfähigkeit
- Konzentrationsfähigkeit, Vitalitätsverlust etc.

Beurteilung der Leistungsfähigkeit bei Depressiven
(Prozedere aus klinischer Sicht)

Für Wiederherstellung der Leistungs- / Erwerbsfähigkeit ist Folgendes erforderlich:
- Ambulante bzw. stationäre Therapie der akuten Depression muss zufriedenstellend abgeschlossen sein (härtestes Kriterium: volle Remission und acht Wochen Symptomfreiheit)!
- Mittel- und langfristige psychiatrisch-psychotherapeutische Behandlung (Continuation, Maintenance) muss sichergestellt sein!
- Bei Unklarheit vor Arbeitsaufnahme»ergotherapeutische Leistungsdiagnostik« voranstellen!
- Belastbarkeit zu Hause muss gegeben sein (z. B. Tagesablauf, Durchhaltevermögen, Morgentief, Belastbarkeit durch Kinder, Enkel, Partner, im Sport, Alltagsabläufe usw.; evtl. Fremdanamnese!)!
- Gestufte Wiedereingliederung muss geplant sein!
- Medikamentöse Therapie beachten, Compliance muss gegeben sein!
- Arbeitgeber / Personalabteilung sowie sozialpsychiatrisch-therapeutische Begleitung am Arbeitsplatz (»place and train«) müssen einbezogen werden.

Depressiv kranke Menschen haben selbst ein gutes Gespür für ihre wiedererlangte alte bzw. besser »neue« Belastbarkeit. Aus der stationären Depressionsbehandlung weiß man heute, dass Patienten, die zögerlich, ängstlich, mit eingeschränkter Perspektive und ohne Zutrauen zur eigenen Belastbarkeit nach Hause entlassen werden, vielleicht sogar noch ohne Klärung der häuslichen Belastungssituation, ein hohes Rückfallrisiko haben. Im Unterschied dazu gibt es den depressiv kranken Menschen, der ausreichend symptomgebessert, zwar zurückhaltend und etwas nachdenklich, aber eigentlich guten Mutes wieder auf seine zukünftige Arbeitssituation schaut und sich auch genügend Zeit zur Wiedereingliederung nimmt (nehmen kann). Er wird sich auch in der neuen Situation ausreichend stabil symptomarm bewähren und wieder in den Arbeitsprozess hineinfinden.

MERKE Viele ehemals depressive Patienten, die wieder in ihre Arbeitsposition gegangen sind, sind der Ansicht, sie bräuchten ein gutes Jahr, bis sie wieder die »Alten« bzw. – was uns lieber ist – die »Neuen« sind.

Für die Wiedereingliederung in den Erwerbsprozess sind Symptombesserung und Belastbarkeit Voraussetzungen. Hinzu kommt die Frage der durch die Medikamente eingeschränkten Reaktionsfähigkeit (zum Beispiel im Straßenverkehr oder bei Berufen, in denen die Führung einer Maschine erforderlich ist). Ein besonders schwieriges Kapitel stellen Situationen dar, in denen es aufgrund der depressiven Erkrankung zu einer Rückstufung oder Versetzung gekommen ist bzw. diese angekündigt wird. Das wird gerade von depressiv kranken Menschen als sehr stigmatisierend empfunden und kann zu einer erneut krankheitsauslösenden bzw. -fördernden Kränkung des Selbstwertgefühls führen. Hier ist es sinnvoll, mit dem jeweiligen Betriebsarzt und auch mit dem Personalrat bzw. der Leitung der Personalabteilung vertrauensvoll zusammenzuarbeiten, um den Wiedereingliederungsprozess erfolgreich planen zu können.

Sogenannte rehabilitative Behandlungsmaßnahmen sind bereits Teil der Akuttherapie einer depressiven Erkrankung. Man könnte darunter die bereits im Abschnitt »Soziotherapie« aufgelisteten Behandlungsanteile verstehen, wie Psychoedukation für Patienten und für Angehörige, die heutige ergotherapeutische Behandlung mit ihren unterschiedlichen Ansätzen in der Depressionsbehandlung sowie konkrete Trainingsmaßnahmen und die Begleitung am Arbeitsplatz bei der sog. gestuften Wiedereingliederung (nach dem »Place-and-Train-Prinzip«).

Die Psychoedukation bei der Depression wurde bereits in einem eigenen Kapitel geschildert. Ein wesentlicher Bestandteil der Psychoedukation ist die Wiedererlangung der Belastbarkeit.

Viele Menschen verwechseln bei der Depressionsbehandlung Symptombesserung und Belastbarkeit; allerdings bedeutet auch eine 70-prozentige Symptombesserung bei einer depressiven Episode nicht, dass der Betroffene dann wieder voll belastbar ist. »Belastbarkeit« ist die Fähigkeit, sich wieder mit Belastungen, mit Lebensereignissen, mit Konflikten des Alltagslebens auseinandersetzen zu können, ohne sofort mit depressiver Symptomatik oder gar mit dem Vollbild einer depressiven Episode zu reagieren. Ein typisches Beispiel dafür ist die kurzfristige Zeit nach der Entlassung aus einer stationären Behandlung. Die meisten Patienten werden aus stationärer psychiatrisch-psychotherapeutischer Behandlung mit einem gut gebesserten Symptombild (also einer geringen Symptomatik) nach Hause und in ambulante Therapie entlassen. Dabei muss der Patient darauf aufmerksam gemacht werden, dass nach wenigen Tagen Schonung kaum mehr jemand auf ihn Rücksicht nehmen wird.

Oder man wird eher erwarten, dass er nach so und so vielen Wochen »Erholung« nun wieder voll funktionsfähig ist, und wird ihn nach wenigen Tagen der Schonung voll belasten. Dies entspricht meist auch dem eigenen Bedürfnis, da Depressive ja ihre Leistungsunfähigkeit und die Einschränkung ihrer Leistungsfähigkeit in der Depression eher mit Schuldgefühlen besetzen. Daraus ergibt sich für sie sozusagen die Notwendigkeit der Wiedergutmachung, der Aufarbeitung und der besonderen Leistung nach der Therapie. Meistens gibt es danach kurzzeitige Schwankungen wie Unruhe, vermehrtes Grübeln, Schwächegefühle, rasche Erschöpftheit u. Ä., wodurch Verunsicherung und insbesondere Angst vor Rückfall ausgelöst wird. Dabei handelt es sich jedoch nicht um einen »Rückfall«, sondern um eine symptomatische Reaktion auf Überbelastung. Solche Erfahrungen stammen aus Selbsthilfegruppen Depressiver und sollten in die Psychoedukation und die Vorbereitung der Entlassung eingehen. Überhaupt ist das Stichwort »Langzeitbegleitung« dann von wesentlicher Bedeutung. Dazu sind regelmäßige Gesprächstermine (sie können später in niederfrequenten drei- bis vierwöchigen Abständen erfolgen) und auch Termine zur Überprüfung der Psychopharmakotherapie über ein Jahr hinaus sinnvoll.

»*Gestufte Wiedereingliederung*« ist in den letzten Jahren nahezu zum Standard für die poststationäre Rückführung in den Arbeitsprozess geworden. In den meisten Fällen ist damit die Rückkehr in die berufliche Tätigkeit gemeint. Man kann sich aber eine »gestufte Wiedereingliederung« sicher auch im Rahmen der Rückkehr in eine Haushaltstätigkeit vorstellen. Bei der gestuften Wiedereingliederung in die Berufstätigkeit oder auch in die Haushaltstätigkeit geht es ja darum, sich schrittweise an die Arbeitsbelastung anzupassen und die eigene Belastbarkeit auszuprobieren.

Im Gegensatz zur Rehabilitation bei schizophren kranken Menschen benötigen die meisten depressiven kranken Menschen ja keine erneute Berufsausbildung oder keine Wiedererlangung ihrer Arbeitsfähigkeit im engeren Sinne. Sieht man einmal von chronischer depressiver Restsymptomatik ab, sind die meisten in der Lage, ihre Berufstätigkeit wieder aufzunehmen, sofern sie bereits berufstätig waren. Oder sie sind in der Lage, zu ihrer Haushaltstätigkeit, zur Tätigkeit im Rahmen von Familie und Beziehung zurückzukehren. Rehabilitative Maßnahmen im Sinne einer »medizinischen Rehabilitation« (z. B. in einer entsprechenden Reha-Klinik oder in einer sogenannten RPK, einer Rehabilitationseinrichtung für psychisch Kranke) sind für die meisten depressiv kranken Menschen nicht geeignet und auch nicht notwendig. Ist der Wechsel eines psychosekranken Menschen in eine RPK-Einrichtung zur beruflichen Rehabilitation schon mit großen Problemen behaftet (wie z. B. Ortswechsel und Beziehungswechsel), würde gerade der Beziehungswechsel beim depressiv kranken Menschen zu einer noch stärkeren Belastung werden. Auch für eine sogenannte Anschlussheilbehandlung sehen wir aus klinischer Sicht keine engere Indikation. Die Behandlung einer depressiven Episode umfasst in ihrem diagnostischen und therapeutischen Teil, insbesondere bei Letzterem, schon eine Reihe von Wochen, nämlich üblicherweise sechs bis acht Wochen. Daran schließt sich in einer Wiedereingliederungsphase (in der Klinik Entlassungsphase genannt) dann noch einmal der Zeitraum von drei bis vier Wochen an, der noch unter beschützenden Rahmenbedingungen auf langsame Wiederaufnahme der Belastbarkeit abzielt.

Maßnahmen der medizinischen Rehabilitation im Sinne von Symptombesserung und ausreichender Stabilisierung sind also bereits eingeplant. Maßnahmen zur klassischen beruflichen Rehabilitation mit externen Trainingseinheiten, Wiedereingliederung in den Arbeitsplatz u. Ä. sind bei den meisten depressiv kranken Menschen nicht notwendig. Hier wäre im Einzelfall die Rückkehr an den Arbeitsplatz und die Begleitung dort sinnvoll. Es ist anzustreben, dass die Betreffenden in Absprache mit dem Arbeitgeber sowie dem Betriebsarzt und begleitet durch eine pflegerische psychiatrische Fachkraft bzw. durch einen entsprechenden geschulten Sozialarbeiter unter ambulanter fachpsychiatrischer Betreuung gestuft wieder eingegliedert werden . Die wichtigen Themen sind also die Behandlung am Ort und die gestufte Wiedereingliederung in den vorherigen Arbeitsprozess (natürlich unter Abbau der vorherigen Belastungsfaktoren, sofern solche zur Depression beigetragen haben), um die Belastbarkeit in Stufen zu verbessern.

Betrachten wir einmal die Faktoren, die den kurz- bzw. langfristigen Verlauf einer Depression beeinflussen (siehe Tabelle »Faktoren, die den Verlauf einer Depression beeinflussen«). Dann muss man zum einen festhalten, dass Depressionen, die bisher schon häufig aufgetreten sind, auch zukünftig mit hoher Wahrscheinlichkeit wieder auftreten. Dies kennt man aus der klinischen Praxis. Eine adäquate Rückfall- bzw. Verschlechterungsprophylaxe sowie eine adäquate Therapie einer gleichzeitig vorhandenen körperlichen Erkrankung oder auch einer weiteren psychiatrischen Erkrankung verbessern die Prognose bezüglich zukünftiger depressiver Episoden. Aus einer Reihe von Untersuchungen (STEINER u. a. 1992; WOLFERSDORF u. a. 2005; WOLFERSDORF/HEINDL 2003) ist bekannt, was die relevanten Faktoren für den weiteren Verlauf behandelter depressiv kranker Menschen sind:

◻ das Auftreten negativer Lebensereignissen im Jahr nach der Erkrankung bzw. der stationären Behandlung

◻ der Testwert im Beck-Depressionsinventar nach der Entlassung, also die subjektiv erlebte Symptomatik (unzureichende Besserung erhöht Rückfallrisiko) zum Zeitpunkt der Entlassung aus stationärer Behandlung

◻ die Belastungen in verschiedenen Lebensbereichen (Beziehung, Arbeit und Beruf)

◻ die Dauer der bisherigen Episoden einer depressiven Störung

Und dann ist bekannt, dass es einen positiven Einfluss auf den Verlauf einer Depression hat, wenn eine unterstützende, positiv erlebten Beziehung vorhanden ist, wenn es insgesamt Unterstützung im sozialen Umfeld gibt und wenn die objektiv gegebenen Belastungen im Arbeits- und Wohnbereich sowie in der familiären Situation bewältigt werden.

Betrachtet man die oben aufgeführte Liste, dann leitet sich daraus in erster Linie Folgendes ab: Es ist eine längerfristige Psychotherapie erforderlich, um das Selbstwertgefühl zu stabilisieren, um negative Lebensereignisse durch Neubewertung der eigenen Person, der Leistung und der Situation adäquat zu verarbeiten; doch notwendig ist auch die soziotherapeutische Arbeit und die langfristige Begleitung. Darüber hinaus konnte Ulrich ZIMMERMANN (1993) zeigen, dass die Rückfallraten unter Antidepressiva im Vergleich zu Placebobehandlung signifikant niedriger waren. Wenn ein Patient mit einer unipolaren Depression nach Abschluss der eigentlichen Behandlung mindestens acht Wochen symptomfrei war, gilt die längerfristige Psychopharmakotherapie mit Antidepressiva als Methode der Wahl, um die Wiedererkrankung zu verhüten. Hier sind dann Einnahmezuverlässigkeits- und Nebenwirkungsprobleme zu besprechen, wobei sich die neueren Antidepressiva aufgrund ihres für Lebensqualität und Sozialkontakt sowie Arbeitsfähigkeit günstigeren Nebenwirkungsprofiles für die Langzeitprophylaxe anbieten. Für die Langzeittherapie werden drei bis fünf Jahre genannt, eigene Erfahrungen (mit schwer depressiven Patienten) verweisen auf deutlich längere Zeiträume (zehn Jahre und mehr).

Bei wiederkehrenden Depressionen oder auch bei bipolaren affektiven Erkrankungen, also depressiven Störungen, die auch mit hypomanischen oder manischen Episoden einhergehen, werden Lithium, Valproinsäure, Carbamazepin und Lamotrigin für die pharmakotherapeutische Rückfall- und Verschlechterungsvorbeugung empfohlen. Auch hier geht es dann um Nebenwirkungsprobleme, die wiederum die Einnahmezuverlässigkeit des Patienten beeinflussen.

Faktoren, die den Verlauf einer Depression beeinflussen

- bisheriger Verlauf
- adäquate Erhaltungstherapie - bzw. Verschlechterungsprophylaxe (Psycho- und Pharmakotherapie)
- adäquate Therapie körperlicher Erkrankungen
- adäquate Therapie psychiatrischer Komorbidität
- stabiles bzw. stabilisiertes Selbstwertgefühl
- Vorhandensein einer positiv erlebten Partnerschaft
- Vorhandensein einer unterstützenden Beziehung
- Unterstützung im sozialen Umfeld
- Bewältigung objektiv gegebener Belastungen im Arbeits- und Wohnbereich bzw. Hilfe dabei
- Entlastung im familiären Bereich (Mehrfachbelastungen Kinder / Haushalt / Beruf)
- Erwerb sozialer Kompetenz
- Abbau negativer Lebensereignisse (soweit vorhersehbar)
- Veränderung der depressiven / depressiogenen Denkschemata bzw. Neubewertung von Person, Leistung, Situation

Chronische Depressionen

Im Rahmen der Überlegungen zur Langzeittherapie soll hier noch kurz etwas zur sogenannten chronischen Depression ausgeführt werden. Als Erstes wäre hier zu diskutieren, was denn überhaupt unter einer »chronischen Depression« zu verstehen ist.

Ein Patient fragte vor kurzem: »Habe ich eine chronische Depression?«, und meinte auf Nachfragen, dass »chronisch« für ihn »unheilbar« hieße, es sei keine Hilfe mehr möglich, er komme nie mehr aus der Depression heraus usw. Er wirkte dabei natürlich sehr erschrocken und ängstlich.

Im klinischen Alltag wird der Begriff »chronisch« unterschieden von dem Begriff »therapieresistent« und bedeutet, dass eine depressive Symptomatik mindestens zwei Jahre anhält, wobei eine Unterbrechung von weniger als zwei Monaten zulässig ist. Im Wesentlichen handelt es sich also um ein Zeitkriterium, nämlich die *Dauer einer depressiven Episode* von zwei und mehr Jahren. Das darf nicht mit »Therapieresistenz«, mit »Unheilbarkeit«, mit »mir kann niemand mehr helfen« gleichgesetzt werden. Eine »chronische« Depression kann *primär* auftreten. Eine erste depressive Erkrankung kann mit Vorlaufzeit zwei Jahre dauern. Außerdem besteht der Verdacht, dass eine unzureichend behandelte depressive Symptomatik zu einer Verlängerung der Erkrankung führt (WOLFERSDORF u. HEINDL 2003).

Weiterhin kann es nach einer depressiven Episode dazu kommen, dass eine sogenannte *Restsymptomatik* bleibt. Hier handelt es sich im Wesentlichen um eine unzureichende Aufhellung der depressiven Herabgestimmtheit und um eine verminderte Antriebslage, also um eine fehlende Rückkehr zur gesunden Antriebslage und Gestimmtheit. Manche Patienten sagen ganz klar, dass sie wieder schlafen können, dass sie arbeitsfähig sind, aber dass der Appetit oder ihr sexuelles Verlangen geringer ist. Sie könnten sich noch nicht so richtig freuen, und wenn man sich nicht freuen könne, dann habe man auch nicht so viel Lust, etwas zu tun. Diese »episodenüberdauernde Restsymptomatik« kann nun verschiedene Konsequenzen haben. Zum einen kann sie zum Anlass für eine weitere Arbeitsunfähigkeit werden, aus der sich die Notwendigkeit einer vorzeitigen Berentung wegen Erwerbsunfähigkeit ergibt. Zum anderen kann sie zu einer Verringerung der Arbeitsfähigkeit, damit also zur Teilzeittätigkeit führen.

Vielfach ist zu lesen, dass chronisch depressiv Kranke oft eher leicht bis mittelgradig stark depressiv seien. Dies ist so nicht aufrechtzuerhalten. Auch bei der chronischen Depression gibt es schwer ausgeprägte Verlaufsformen; heute müssen die wenigsten depressiv Kranken längerfristig in stationärer psychiatrisch-psychotherapeutischer Behandlung bleiben. Die Möglichkeiten der Psychopharmakotherapie, unterstützt durch Soziotherapie sowie psychotherapeutische Begleitung, erlauben eine ausreichende Symptombegrenzung, sodass der Betroffene durchaus zu Hause leben kann.

Nun muss »chronisch depressiv« auch nicht heißen, dass ein Mensch immer depressiv krank ist und nie mehr aus der aktuellen Episode herauskommen wird. Meine eigene klinische Erfahrung hat mir immer wieder Beispiele gezeigt, in denen eine deutliche Besserung bis zur Symptomfreiheit auch nach drei oder vier Jahren noch auftrat. In der älteren psychiatrischen Literatur werden auch Patienten beschrieben, die nach Jahren noch eine deutliche Besserung zeigten.

Eine Person mit einer chronischen Depression, die noch keine spezifische stationäre psychiatrisch-psychotherapeutische Behandlung hatte, sollte sich, bevor sie berentet wird oder sich langfristig mit der chronischen Depression quält, in eine stationäre Behandlung begeben. So kann sie gleichzeitig die verschiedenen therapeutischen Möglichkeiten biologischer, psychologischer und soziotherapeutischer Art nutzen. Im Rahmen einer Psychopharmakotherapie sind heute auch sogenannte Augmentationsbehandlungen möglich, d. h. die Kombination von Antidepressiva mit Lithium, mit einem Schilddrüsenhormon oder mit einem Neuroleptikum. Ebenfalls kann man mithilfe von Serumspiegelmessungen (»Drug-Monitoring«) überprüfen, ob überhaupt ausreichend Antidepressivum im Blut vorhanden ist; möglich ist unter Umständen auch eine Elektrokrampftherapie, wenngleich sie sehr umstritten ist.

Als »*therapieresistent*« wird eine Depression bezeichnet, die auf keine therapeutische Intervention anspricht. Damit ist gemeint, dass Antidepressiva keinerlei Symptombesserung oder nur eine partielle Rückbildung auf der Symptomebene erbracht haben. Es geht hier meist um zwei Behandlungsansätze von mindestens acht Wochen in ausreichender Dosierung, unter Serumspiegelkontrolle, bei zuverlässiger Einnahme und zwei Substanzen unterschiedlicher chemischer Struktur. Man sollte erst dann von »Therapieresistenz« sprechen, wenn sich jemand gegen sämtliche Therapiemethoden, also auch aus dem Bereich der Psychotherapie, »resistent« zeigt.

MERKE Bei wem sich die Depression lange Zeit trotz intensiver therapeuti-
scher Bemühungen nicht bessert, der sollte durchaus auch den Arzt oder
Psychotherapeuten wechseln; denn häufig spielt eben auch eine »persönliche
Passung« eine große Rolle. Oder er sollte sich in stationäre Spezialbehandlung
(Depressionsstationen) begeben.

Im Hinblick auf die Therapie der »chronischen« Depression
gibt es eine bis heute ungeklärte Kontroverse, die wissenschaftlich jedoch kaum bearbeitet ist. Es geht um die Frage, ob eine
chronische Depression immer wieder wie eine »akute« Depression behandelt werden soll oder ob nicht ein Umstieg auf eine
»Langzeittherapie« bzw. *Langzeitbegleitung* die bessere Strategie ist.

Nach dem Prinzip der »Akuttherapie« würde man ein depressives Zustandsbild so lange mit den unterschiedlichsten
Strategien behandeln, bis eine Symptombesserung eintritt – etwa mit einem Wechsel von einem selektiven Serotonin-Wiederaufnahmehemmer zu einem klassischen trizyklischen Antidepressivum, von der oralen zur Infusionstherapie, dann auch
Augmentationsstrategien (man kann also kurzfristig Lithium
bzw. ein Schilddrüsenhormon hinzugeben oder dies auch mit einem Neuroleptikum kombinieren). Noch komplizierter wird
das Ganze, wenn man gleichzeitig differenzielle Psychotherapiemethoden anwendet, nämlich etwa von tiefenpsychologisch
fundierter Einzeltherapie auf eine Familientherapie wechselt.
Allerdings gilt auch heute die Grundregel, bei einer »chronischen Depression« oder einer »Therapieresistenz« zuerst zu fragen, welche Probleme, welche negativen Lebensereignisse, welche chronischen Belastungen es gibt, die das depressive Bild auf-

rechterhalten, und es erst dann mit der Psychopharmakotherapie zu versuchen.

Dabei wird heute auch ein *Drug-Monitoring* empfohlen, also die Kontrolle des Serumspiegels in Bezug darauf, ob überhaupt genügend Substanz des Antidepressivums im Blut ist, damit im Gehirn genügend Wirkstoff an die Rezeptoren gelangt. Erst dann werden bei der Akuttherapie auch nichtpsychopharmakologische biologische Therapiemethoden wie *Schlafentzug* oder auch *Lichttherapie* mit eingesetzt.

Diskutiert man eine »chronische Depression« eher unter einem Verlaufsgesichtspunkt – als eine langfristig verlaufende und langfristige Therapie benötigende Depression –, so denkt man an andere Strategien. Mit ihrer Hilfe will man die Autonomie des Betroffenen und seine Fähigkeiten stärken, mit der Erkrankung umzugehen. Hier handelt es sich also um Strategien der Langzeitbegleitung nach dem Motto: *Mit der Depression leben lernen.* Dabei habe ich den Eindruck, dass in der ambulanten Praxis der zuletzt erwähnte Ansatzpunkt längst, wenn auch unreflektiert, angewandt wird. Denn es scheint wenig realisierbar und kostenungünstig zu sein, zahlreiche Augmentationstherapien und Laboruntersuchungen durchzuführen. Eine abschließende Antwort, was der bessere Weg ist – Langzeit-Akuttherapie oder Langzeit-Begleitung –, ist noch nicht gefunden. Zur stationären Aufnahme kommen solche Personen immer erst dann, wenn sie suizidal werden, wenn es zu einer erneuten wahnhaften Symptomatik kommt, wenn völlige Arbeitsunfähigkeit besteht oder sich insgesamt wieder ein schweres depressives Zustandsbild einstellt (siehe auch WOLFERSDORF/HEINDL 2003).

MERKE Sollte in der eigenen Behandlung oder in der eines Angehörigen der Begriff der chronischen Depression fallen, so sollte man deshalb nicht in tiefe Hoffnungslosigkeit stürzen. Die Bezeichnung meint ganz und gar nicht, dass es keine Behandlungsmöglichkeit und keine Besserung mehr gibt und dass bei einer hohen Depressivität eines Menschen kein befriedigendes Leben mehr möglich ist.

▄▄ Depression und Suizidalität

Die Depression ist auch heute noch diejenige psychische Erkrankung mit dem höchsten akuten suizidalen Risiko. Neuere Untersuchungen (WOLFERSDORF 2000, SCHALLER & WOLFERSDORF 2009) konnten zeigen, dass bei einer Lebenszeiterkrankung für eine typische depressive Episode nach ICD-10 die Suizidalität bei 4,3 Prozent für alle depressiv Kranken liegt (leichte wie schwere Depressionen); errechnet man jedoch die Suizidrate für schwere depressive Episoden, gelangt man zu 14,4 Prozent. Wenn man also alle depressiven Erkrankungsformen einbezieht, so liegt die »Lebenszeitsuizidmortalität« bei etwas über 4 Prozent, während sich die für die Gruppe der Schwerstdepressiven immer noch bei über 14 Prozent befindet. Geht man einmal weiterhin davon aus, dass 40–60 Prozent aller durch Suizid verstorbenen Menschen der Allgemeinbevölkerung zum Zeitpunkt ihres Suizides depressiv waren. Dann ergibt sich für die 10 000 bis 11 000 Suizide der letzten Jahre in Deutschland eine Anzahl von ca. 4 000 bis 6 500 Personen mit der Diagnose einer Depression, die einen Suizid begangen haben.

Die Suizidrate von Menschen mit Suizidversuch, die gleichzeitig depressiv waren, ist um ein Mehrfaches höher als die von

Menschen mit Suizidversuch ohne Depression. Vor diesem Hintergrund ergibt sich eine Risikoliste für suizidales Verhalten, bei der alle depressiv kranken Menschen an erster Stelle stehen. Bei den Patientengruppen mit einem erhöhten Suizidrisiko folgen auf die Depressiven die schizophren erkrankten Personen und dann Menschen mit schweren Persönlichkeitsstörungen sowie Suchtkranke.

Gruppen mit erhöhtem Risiko für suizidales Verhalten

Menschen mit psychischen Erkrankungen
- ☐ Depressive (primäre Depression, depressive Zustände)
- ☐ Suchtkranke (Alkoholkrankheit, illegale Drogen)
- ☐ Schizophrenie (in stationärer Behandlung, Rehabilitation)
- ☐ Persönlichkeitsstörungen

Menschen mit bereits vorliegender Suizidalität
- ☐ Suizidankündigungen nach Suizidversuch (10 % Wiedererkrankungen mit Suizid)

Alle Menschen mit Vereinsamung, mit schmerzhaften, chronischen, einschränkenden Krankheiten, nach Verwitwung

---

Junge Erwachsene oder Jugendliche mit
- ☐ missglücktem Entwicklungsplan, Beziehungskrisen (innere Vereinsamung)
- ☐ Drogenproblemen
- ☐ familiären Problemen
- ☐ Ausbildungsproblemen

Menschen in traumatischen Krisen und Veränderungskrisen
- ☐ Beziehungslosigkeit, Partnerverlust, Kränkungen
- ☐ Verlust des sozialen, kulturellen, politischen Lebensraumes
- ☐ Identitätskrisen
- ☐ chronische Arbeitslosigkeit
- ☐ Kriminalität, Zustand nach Verkehrsdelikt (z. B. mit Verletzung, Tötung eines anderen)

Menschen mit schmerzhaften, chronischen, lebenseinschränkenden, verstümmelnden körperlichen Erkrankungen, insbesondere des Bewegungsapparats und des Zentralnervensystems, terminalen Erkrankungen mit Siechtum und extremer Pflegebedürftigkeit

Die Frage, warum die Suizidmortalität bei der Depression heute noch so hoch ist, ist letztendlich unbeantwortet. Auf die Unterdiagnostik und in der Folge Unterbehandlung depressiver Störungen in der ambulanten Praxis wurde bereits hingewiesen; auch hier kann man vermuten, dass es einen Zusammenhang mit unzureichender Vorbeugung gibt. Deshalb ein paar Worte zu den *Grundregeln psychotherapeutischer Krisenintervention*.

Im Prinzip geht es jeweils um die Aspekte:

- Herstellung einer Beziehung,
- Diagnostik von Erkrankung und Suizidalität einschließlich des aktuellen Handlungsdruckes,
- nötige Maßnahmen, die sofort ergriffen werden müssen (»sichernde Fürsorge«: ambulante oder stationäre Therapie, Beziehung),
- psychotherapeutische Krisenintervention,
- Psychopharmakotherapie der Suizidalität sowie
- Basistherapie nach den Regeln der antidepressiven Behandlung (Psychopharmakotherapie, Psychotherapie, Soziotherapie).

Generell muss jeder Arzt mit der Suizidalität bei depressiven Patienten vertraut sein, danach fragen und auch präventiv handeln, notfalls unter Anwendung fürsorglich schützender Maßnahmen. Jeder depressive Patient kann Suizidideen und suizidale Krisen haben. Risikogruppen für Suizidalität sind prinzipiell zunächst einmal alle Depressiven und insbesondere sehr hoffnungslose depressive Personen sowie Suchtkranke, Psychosekranke, Menschen in Krisen – situativ etwa Beziehungskrisen, Trennungssituationen, Krisensituationen abhängig vom Lebensalter, Menschen in traumatischen Krisen, wie nach einem selbstverschuldetem Unfall, nach einer kriminellen Handlung, nach

Vergewaltigung, nach Missbrauch. Hinzu kommen Menschen mit lebensbeeinträchtigenden, vor allem schmerzhaften Erkrankungen sowie jene mit früherem suizidalem Verhalten. Grundsätzlich sind dabei hoffnungslose Menschen näher an Suizidalität als solche, die für sich eine Zukunftsperspektive sehen. Kommt bei einer Risikogruppe wie vereinsamten alten Menschen, körperlich kranken Menschen, Menschen mit Trennung bzw. Partnerverlust dann noch Depressivität hinzu, steigt das suizidale Risiko an.

Bei der Diagnostik von Suizidalität sind also *situative Aspekte, psychopathologische Aspekte* sowie *Art, Ausmaß und Handlungsdruck* zu bedenken (siehe Tabelle »Beschreibung von Suizidalität«, S. 210, und WOLFERSDORF 2000). Bei Depressiven finden sich am häufigsten Todeswünsche – »Wenn man mir nicht helfen kann, bleibt mir nichts anderes übrig, als mich einmal umzubringen« – und Suizidideen, während die konkrete Suizidabsicht seltener vorliegt; sie wird auf zwei bis vier Prozent der klinischen Klientel geschätzt.

Bei depressiv Kranken umfasst die Suizidprävention also die Sicherung der Beziehung im Rahmen des Gesprächs und (bei stationär untergebrachten Patienten) in der Bezugspflege. Darauf folgt eine Entspannung der akuten Situation durch Gespräch in einer reizarmen, ruhigen Atmosphäre und in einem eher ruhigen Raum. So wird durch eine engmaschige ambulante oder stationäre Betreuung verhindert, dass eine suizidale Handlung ausgeführt wird. Danach steht die Behandlung der psychischen Störung in einer psychotherapeutischen und pharmakologischen Krisenintervention an. Bei drängender und nicht auflösbarer Suizidgefahr ist eine schützende stationäre psychiatrische Behandlung erforderlich.

Beschreibung von Suizidalität

Kontinuitätsannahme mit Handlungskonsequenzen:
Zunehmende »sichernde Fürsorge«, Eigenverantwortung, Fremdverantwortung

Wunsch nach Ruhe, Pause	Eher passive Suizidalität
Unterbrechung im Leben (mit dem Risiko von Versterben)	
Todeswunsch	
Jetzt oder in einer unveränderten Zukunft lieber tot sein zu wollen	
Suizidgedanke	Zunehmender Handlungsdruck, Zunahme des Handlungsrisikos
Erwägung als Möglichkeit	
Impuls (spontan sich aufdrängend, zwanghaft)	
Suizidabsicht	
mit bzw. ohne Plan	
mit bzw. ohne Ankündigung	
Suizidhandlung	Eher aktive Suizidalität
vorbereiteter Suizidversuch, begonnen und abgebrochen (Selbst- und Fremdeinfluss)	
durchgeführt (selbst gemeldet, gefunden)	
gezielt geplant, impulshaft durchgeführt	

Die meisten suizidgefährdeten Menschen sterben, wenn man sie nur unzureichend ambulant, falsch oder überhaupt nicht behandelt. Allerdings muss auch gesagt werden, dass es eine »omnipotente Suizidprävention« nicht gibt. Suizide können selbst unter optimalen Bedingungen, beim Einsatz adäquater Therapie und unter guten Fürsorge- und Managementbedingungen nicht immer verhindert werden. Denn zur Suizidprävention gehört auch der suizidale Patient, dessen Aufgabe darin gesehen wird, seine suizidale Not deutlich zu machen. In der Patientensuizidforschung werden die Suizide depressiver und schizophrener Patienten unter stationären Behandlungsbedingungen wissenschaftlich ausgewertet. Hier fand man heraus, dass sich ca.

30–40 Prozent der Personen, die später einen Suizid begingen, im Zeitraum davor durch Symptomatik oder Verhalten auffällig wurden oder gar verbal Hinweise auf ihr erhöhtes suizidales Risiko gegeben haben.

Man kann also festhalten, welche Beiträge es gibt, um die Suizidprävention bei depressiven Personen erfolgreicher zu gestalten, als sie es heute ist: die Verbesserung der Diagnostik von Depression und Suizidalität, klarere und eindeutigere vorbeugende Maßnahmen auf therapeutisch-pflegerischer Seite, auf Patientenseite ein deutlicheres Darstellen suizidaler Not und entsprechender Hilfebedürftigkeit.

Trotzdem, und das macht wiederum »suizidpräventiven« Mut: Die Suizidraten sind seit Mitte der achtziger Jahre zurückgegangen – und das (möglicherweise) in Zusammenhang mit der Verbesserung der Behandlung psychisch Kranker, hier Depressiver, und von Menschen in akuten Krisen.

MERKE Die Depression ist die Erkrankung mit dem höchsten Suizidrisiko. Deshalb muss jeder depressiv Kranke ganz konkret nach Todeswünschen, Suizidideen und -absichten sowie früheren Suizidversuchen gefragt werden – und zwar direkt und einfühlsam.

Suizidalität ist immer ein Notsignal einer unerträglich gewordenen Situation. Hoffnungslosigkeit, Wahnideen, starke Unruhe, seelischer Schmerz, Schlafstörungen, suizidale Krisen und Suizidversuche in der Vorgeschichte sind »Suizidrisikozeichen«. Nicht danach zu fragen ist ein Kunstfehler.

Da dieses Buch im Wesentlichen auf die Darstellung und Diskussion von schwerst depressiv kranken Menschen abzielt, soll auch etwas mehr zur sogenannten wahnhaften Depression gesagt werden. Unter einer »wahnhaften Depression« versteht man eine besonders schwer ausgeprägte depressive Episode, die neben den typischen Symptomen mit »psychotischen« einhergeht, nämlich mit Wahn, Halluzination und/oder Stupor.

»Ich bin schuldig, diese Schuld kann mir niemand nehmen. Dazu bin ich immer und ewig verdammt. Das ist nicht verzeihbar. Ich bin ein schlechter Menschen, der schlimmste Mensch überhaupt. Mich kann selbst der Tod nicht mehr retten.« Oder: »Ich habe falsch gebeichtet, falsch kommuniziert, meine Ehe unter falschen Voraussetzungen geschlossen.« – »Meine Familie geht zugrunde. Ich verliere mein ganzes Geld. Wir stehen auf der Straße. Wir haben nichts mehr zum Leben. Wir müssen verhungern.« – »Reden Sie nicht mit mir, Herr Doktor, denn dann sind Sie auch in den Weltuntergang einbezogen. Sehen Sie die zwei Polizisten dort vor der Klinik stehen. Die sind meinetwegen hier. Die beobachten mich, weil ich schuld am Weltuntergang bin.«

Dies sind einige Formulierungen von Patienten mit einer depressiven Wahnsymptomatik, bei denen die kognitiven depressiven Denkinhalte über die Einengung, über die Angst und Sorge, über die überwertige Idee hinaus zur absoluten und nicht korrigierbaren »Gewissheit« geworden sind. Eine wahnhafte Depression ist also eine Depression, die mit einer *Fehlbeurteilung der Realität* einhergeht, an der der Patient festhält, unkorrigierbar und auch von früheren Erfahrungen unabhängig, auch wenn sie im Widerspruch zur Erfahrung der Mitmenschen und zu sonstigen Überzeugungen und Auffassungen sowie wissen-schaftlichen Erkenntnissen steht. Häufig werden diese Fehlbe-urteilungen auch nicht begründet, sondern sind aus der Herab-gestimmtheit her »evident«. Ein *depressiver Wahn* ist also eine falsche persönliche Überzeugung, die aus unrichtigen Folgerun-gen aus der Realität, aus aktuellen Ereignissen erwächst, die im Kontext einer tiefen depressiven Herabgestimmtheit steht. Man hält daran fest, auch wenn das Ausmaß der Ideen völlig über das hinausgeht, was Menschen an normaler Sorge, an Angst und Furcht sonst möglich erscheint.

Neben einem solchen psychotischen Erleben muss eine de-pressive Herabgestimmtheit als Basis vorliegen. Man bezeichnet dies als »Stimmungskongruenz«. Auch paranoide Eigenbezie-hungen und Halluzinationen sind möglich; sie müssen dann je-doch mit der Herabgestimmtheit zusammenhängen und schuld-bezogene Projektionen sein. Zum Beispiel: »Ich werde verfolgt, um bestraft zu werden«, als Projektion des eigenen Selbstbe-strafungsbedürfnisses in der Depression. Die klassischen Wahn-themen von Verarmung, Versündigung, Schuld, Untergang und Krankheit sind in die jeweilige Kultur und das Zeitgeschehen eingebettet, wenngleich sie sich nicht an aktuellen Ereignissen aufhängen, sondern eher grundsätzliche Werte des jeweiligen Zeitrahmens zum Ausdruck bringen.

Hinter jedem vordergründigen Wahnthema steht *Todes-angst* und Untergangsgewissheit. Mit zunehmender Dauer des Wahns entwickelt er sich in Richtung Schuldgefühl mit Selbst-bestrafungstendenz. Die »Unmöglichkeit« des Wahninhaltes liegt dabei in den quantitativen Ausmaßen, das heißt in der Ge-neralisierung des Geschehens: Aus einer persönlichen Katastro-phe wird der verschuldete Weltuntergang. Häufig knüpfen

Wahninhalte an reale lebensgeschichtliche Faktoren an. So hängt zum Beispiel der Verarmungswahn einer verwitweten Prokuristenfrau mit der sozialen Inkompetenz zusammen, sich selbst zu versorgen, Geld von einem Konto abzuheben und sich um das Alltägliche zu kümmern.

MERKE Angehörige fühlen sich meistens von diesen Geschehnissen völlig überfordert und sollten sich umgehend psychiatrische Hilfe und Beratung suchen.

Warum nun ist dieses Krankheitsbild besonders wichtig? Zum einen ist es häufiger, als man denkt. Im stationären Rahmen weisen etwa 15 Prozent aller depressiven Patienten dieses Zustandsbild auf. Zum anderen ist es ein möglicherweise lebensgefährliches depressives Erkrankungsbild, da der depressive Wahn mit einem hohen Ausmaß an suizidaler Gefährdung einhergeht. Hinzu kommt, dass sich Menschen mit einem depressiven Wahn, wenn sie wieder aus dem Zustandsbild herausgekommen sind, häufig schämen. Sie neigen dann eher zu kurzen stationären Aufenthalten, sind oft hinsichtlich der Therapie wenig zuverlässig und dekompensieren rasch wieder.

Wenn ein depressiver Wahn vorliegt, ist das nahezu immer eine *Indikation für eine stationäre Behandlung*. Gründe sind das erhöhte Suizidrisiko, die zunehmende Verschlechterung des Zustandsbildes ohne Behandlung, die Chronifizierungsgefahr und die Unmöglichkeit für den Menschen, mit diesem Leiden zu leben. Nach dem heutigen Wissensstand gehört hier zur Psychopharmakotherapie von Anfang an die Kombination eines Antidepressivums mit einem Neuroleptikum, häufig auch mit Benzodiazepinen zur Beruhigung und Angstlösung in der Akutbehandlung, der Erhaltungs- und der Langzeittherapie. Hinzu kommt eine adäquate Psychotherapie, die im Sinne einer Zwei-phasenstrategie zum einen die Sicherung der vitalen Bedürfnis-se, die Suizidprävention und die Übernahme von Hilfs-Ich-funktionen umfasst, zum anderen eher biografisch-integrativ und damit tiefenpsychologisch sein soll. Eine *Wiedererkran-kungsprophylaxe* ist dabei dringend erforderlich.

Hilfreicher Umgang mit wahnhaft Depressiven

- Depressiver Wahn ist ein akuter Notfall
- Rasche diagnostische Abklärung, sofortiges Krisenmanagement, umgehender Therapiebeginn
- Der Patient kann nicht mit seinem Wahn leben, weil es um Todes- und Untergangsgewissheit geht
- Die Suizidalität ist in der Aufnahmephase und nach Abklingen des Wahns am größten
- Weglaufgefährdung abklären
- Ernährung sicherstellen
- Nicht allein lassen, kein Rückzug: Einzelbetreuung, Kontakt/Kommunikation und Kontrolle. Nach Abklingen des Wahns Kommunikationsdichte beibehalten
- Angehörige entlasten, anfangs weniger Besuche erlauben; Krankheit als übergroßen Angstinhalt erklären

Im psychotherapeutisch orientierten Umgang mit dem Men-schen ist es wichtig, wahnhaftes Erleben als Ausdruck von Angst zu akzeptieren; denn für die Person ist der Wahn ja subjektiv ei-ne Wahrheit. So sollte man sie mit ihrem Erleben immer ernst nehmen, ihr Erleben als Angst bezeichnen, die verstehbar ist, und auf Deutungen weitgehend verzichten. Man kann sich im Gespräch einfühlen und gleichzeitig abgrenzen, wobei beruhi-gende Versicherungen manchmal helfen, oft jedoch auch nicht. Ein Streit darum, wer nun »Recht« hat, wäre unprofessionell. Wichtig ist es, dass ein Therapeut die Not des Patienten erspürt, sich empathisch-identifikatorisch einfühlt, lebenserhaltende Funktionen übernimmt sowie Angst und Zweifel des Patienten auch in der Rückbildung rasch erkennt. Aus der Gewissheit des Wahns werden unter adäquater antidepressiver Therapie sehr rasch Angst, dass es so sein könnte, und Zweifel, ob es so sein wird. Daraus ergeben sich Ansatzpunkte für entlastende, angstlösende und vorsichtige Realitätsüberprüfungen.

Man muss sich darüber im Klaren sein, dass das Erleben einer wahnhaften Depression im Gegensatz zu anderen Formen der Depression auch für den Patienten und sein Umfeld nur schwer nachvollziehbar ist:»Wie konnte ich mich nur so hineinsteigern?!« Vielleicht ist dies ein Grund dafür, warum wahnhaft depressive Patienten selten in nachstationäre ambulante Psychotherapie gehen. Andererseits ist unter Therapeuten immer noch der Glaube verbreitet, dass bei einer wahnhaften Depression eine psychotherapeutische Intervention nicht notwendig bzw. möglich ist. Dies liegt nach dieser Auffassung daran, dass biologische Faktoren mit daran beteiligt sind, dass es zum Wahn kommt und er weiterhin vorhanden ist. Aber auch hier ist die auslösende Konstellation eine Wechselwirkung, ein Spannungsfeld, ein Konflikt zwischen der Persönlichkeit und ihren Werten und aktuellen Ereignissen. Dadurch könnte die Wahrscheinlichkeit künftiger Dekompensationen mit psychotherapeutisch-präventiven Mitteln verringert werden.

Wenn ein depressiver Wahn vorliegt, so ist das immer ein akuter Notfall, der Folgendes erfordert:

◻ den hilfreichen Umgang, den fürsorglichen Schutz
◻ die Sicherung der vitalen Bedürfnisse (Essen, Trinken, Wohnen)
◻ eine adäquate und ausreichende Psychopharmakotherapie in

der Kombination eines Antidepressivums mit einem mittel-
bis hochpotenten Neuroleptikum; von Anfang an Beachtung
des Nebenwirkungsprofils

◻ eine zusätzliche Beruhigung und Angstlösung durch Ben-
zodiazepine

In der Psychotherapie gilt vielfach die medikamentöse Behandlung als »positives Lebenselement«, als »lebensbejahender« Teil
des Therapeuten gegen die Todesgewissheit des Patienten. Und
dann sollte man die vitalen Bedürfnisse abklären: Fürsorge für
Essen, Trinken, Schlafen, Ruhe sowie Suizidvorbeugung durch
hohe Kommunikationsdichte und Schutz in der Einzeltherapie
einschließlich der Übernahme von stellvertretenden Funktionen
wie Regelung von Besuchs- und Kontaktdichte oder Abnahme
von Entscheidungen.

MERKE Eine wahnhafte Depression bedarf immer der Pharmakotherapie
und auch der konsequenten langfristigen psychiatrisch-psychotherapeutischen
Begleitung (Wiedererkrankungs- und Verschlechterungsprophylaxe).

Männerdepression

In nahezu allen Ländern der Welt begehen Männer zwei- bis
dreimal häufiger Suizid als Frauen. In internationalen psychologischen Autopsiestudien kam heraus, dass der Anteil der Männer am Suizid bis zu zwei Drittel beträgt (SCHALLER und WOL-
FERSDORF 2010). Dem steht entgegen, dass Frauen viel häufiger
depressive Erkrankungen haben als Männer (vor allem im jüngeren und mittleren Lebensalter). Einen gewissen Ausgleich findet dies darin, dass Depressionen bei Männern im hohen Lebensalter häufiger auftreten. Hier handelt es sich um die härtes-

ten Daten, die in mehr als 100 Jahren der psychiatrischen Epidemiologie gefunden wurden (WOLFERSDORF, SCHÜLER 2005). Eine systematische Beschäftigung mit dem Thema »Männerdepression« bzw. »Männersuizid« hat aber erst im letzten Jahrzehnt begonnen. Abgesehen von einer noch nicht ausreichenden wissenschaftlichen Evidenz nach Anne Maria MÖLLER-LEIMKÜHLER (2009) sprechen jedoch eine Reihe von klinischen Erfahrungen sowie eine Fülle von Ergebnissen aus der Sozialforschung dafür, dass Erleben und die Verarbeitung von Stress bei Männern in der Praxis stärker zu beachten und eine besondere Sensibilität in der Diagnostik und auch in der Therapie depressiver Erkrankungen bei Männern zu entwickeln. In der sog. »Gotland-Studie« hat sich nach der Übersicht von Wolfgang RUTZ (2001) in der Folge eines Weiterbildungsprogrammes über Depression für die Allgemeinärzte auf dieser schwedischen Insel eine verbesserte Depressionsbehandlung und ein signifikanter Rückgang der Suizidrate gezeigt; Letzteres allerdings nur bei den Frauen und nicht bei den Männern. Die Depression von Männern wird häufig nicht erkannt und dann auch nicht behandelt. Dies mag daran liegen, dass es diagnostische Probleme gibt, eine »Männerdepression« als solche zu erkennen, und daran, dass professionelle Hilfe von Männern so wenig in Anspruch genommen wird.

Wodurch zeichnet sich nun eine »Männerdepression« aus?

Bei den Männern scheint die depressive Herabgestimmtheit häufig mit einer erhöhten Reizbarkeit, mit einer unterschwelligen Aggressivität und Angespanntheit einherzugehen. Die Kontrolle von Impulsen und Ärger erscheint bei Männern dabei eher unzureichend und geht oft mit einer anhaltenden Kränkbarkeit, einer »narzisstischen Wut« einher, bei welcher man sich eher als

Opfer denn als Täter von Belastung erlebt. Insgesamt erscheint
die Stresstoleranz bei Männern eingeschränkter und geht auch
häufig mit einer verminderten Fähigkeit einher, sich an neue Situationen anzupassen und bisherige strenge Regeln zu verlassen
oder zu modifizieren.

Männertypische Risikofaktoren für Depression

- die strenge Gewissensinstanz mit hohen Normen
- die Neigung zu Perfektionismus und starker Leistungsorientiertheit, von der auch das Selbstwertgefühl dann abhängig ist
- Schamgefühle, wenn dem eigenen Ich-Ideal, dem Bild von sich selbst wie man sich wünscht, nicht nachgekommen werden kann
- eine schlechte Compliance, sofern man überhaupt Hilfe in Anspruch genommen hat
- eine Neigung zu aktivistischen Abwehrmechanismen wie übermäßig viel Sport oder selbstschädigendem Verhalten wie Alkohol- oder Medikamentenmissbrauch

Nach MÖLLER-LEIMKÜHLER (2000) sind die gerade erwähnten
männlichen Symptome bzw. Abwehrstrategien nicht in den füh-
renden Depressionsinventaren enthalten. Diese gingen überwiegend vom Prototyp der weiblichen Depression aus und enthiel-
ten Symptome, die von Frauen berichtet werden (wie z. B. die
depressive Verstimmung und Verzweiflung, Grübelzustände,
Antriebslosigkeit, Selbstvorwürfe). Die, so MÖLLER-LEIMKÜH-
LER (2009), typischen männlichen depressionsabwehrenden
Strategien wie Aggressivität, Ärgerattacken, Feindseligkeit, Ak-
tivismus oder exzessiver Alkoholkonsum werden nicht erfasst,
so dass Depressionen bei einem Teil der betroffenen Männer
noch nicht erkannt, aber möglicherweise auch diagnostisch
falsch zugeordnet werden.

Als diagnostische und therapeutische Konsequenz sollte also eine Verbesserung der Diagnostik unter Einbeziehung ande-

rer Symptome und der genannten Abwehrmechanismen stattfinden. Wichtige Voraussetzung ist jedoch, sich klarzumachen,
dass es eine Depression auch bei Männern gibt. Bei Berufs- und
Leistungsunfähigkeit einschränkenden Erkrankungen, bei län-
gerer Arbeitslosigkeit, bei Insolvenzen, bei Bedrohung der typisch männlichen Rolle der Existenzsicherung (z. B. der Familie
u. Ä.) muss der Hausarzt auch das Vorliegen einer Depression
bei seinen männlichen Patienten einbeziehen. Gesundheitspolitisch sollte auch ein Focus auf die »Männergesundheit« entwickelt werden, und die ärztliche Weiterbildung sollte andrologische Aspekte und psychiatrisch-psychotherapeutische Aspekte
in der Männermedizin fördern. Dabei muss berücksichtigt werden, dass die Lebensereignisse und Belastungen bei depressiven
Männern sich häufig aus der Berufsrolle ergeben. Und sie stellt
für Männer die größte Stressquelle dar, während die belastenden
Faktoren bei Frauen häufiger im Beziehungsumfeld angesiedelt
sind.

Beim heutigen Stand unseres Wissens steht noch die Verbesserung der Diagnostik bei depressiv kranken Männern an, d. h.
die Frage, wie depressive Männer überhaupt erreichbar sind
und wie die Inanspruchnahme von Hilfe zu verbessern wäre. So
scheinen sich geschlechtsspezifische Unterschiede insbesondere
in den Auslösesituationen und Anfangsphasen depressiver Erkrankungen zu manifestieren. In der tiefen depressiven Erkrankung gibt es dann noch Unterschiede hinsichtlich des Schwere-
grades: Männer mit schwerer Depression in stationärer Behandlung sollen hoffnungsloser und gehemmter sein, Frauen
klagsamer und offener in Bezug auf die Schilderung ihrer Beschwerden. In der Psychotherapie werden unterschiedliche
Schwerpunktsetzungen dann sowieso deutlich; hinsichtlich der

Psychopharmakotherapie scheint es in Bezug auf die Symptombesserung unter Antidepressiva kaum Unterschiede zu geben.

So wird also der zukünftige Schwerpunkt eher darin liegen, die männliche Depression bzw. ihre spezifische Symptomatik besser zu erkennen, und darin, dass depressive Männer die fachspezifische Hilfe stärker in Anspruch nehmen.

▄▄ Bipolare Depression

Die bisherigen Ausführungen beziehen sich auf unipolare Depressionen. Unabhängig davon sollen auch einige Anmerkungen zur Behandlung depressiver Erkrankungen im Rahmen bipolarer (manisch-depressiver) affektiver Störungen gemacht werden. »Bipolar« meint dabei den Wechsel zwischen manischer Hochgestimmtheit und depressiver Herabgestimmtheit, wie in einer Sinuskurve. Sie schlägt einmal deutlich nach oben aus, zum anderen deutlich nach unten, jeweils mit den entsprechenden Symptomen.

Bei der Manie geht vor allem um die Auslenkung der Stimmung nach oben, den Antriebsüberschuss sowie die Größenideen. Nach der Antriebshemmung, die Herabgestimmtheit und die depressiven Insuffizienz-, Versagens-, Wertlosigkeit-, Verarmungs-, Krankheits- und Schuldideen in der Depression ist eine Stimmungsaufhellung natürlich wünschenswert, ein Umkippen in eine Manie aber zu vermeiden.

Dieses Phänomen gibt es schon lange, klinisch drängt sich der Verdacht auf, dass dies unter antidepressiver Medikation häufiger erfolgt. Insbesondere klassische trizyklische Antidepressiva mit ausgeprägter Antriebssteigerung scheinen ein Umkippen in eine Hypomanie bzw. Manie fördern. Unter SSRI wurde dies zwar ebenfalls beobachtet, jedoch in einem deutlich geringeren Ausmaß.

Unter ambulanten Behandlungsbedingungen kann eine derartige hypomane Schwankung oder Nachschwankung sehr leicht als Besserung verkannt werden. Hypomanien gehen mit einer leicht euphorisch angehobenen Gestimmtheit und mit einer fast durchgehend positiven Einstellung dem Leben und der eigenen Leistungsfähigkeit gegenüber einher und fallen im sozialen Umfeld nur vertrauten Personen auf. Fremde würden jemanden als »gut drauf« oder »unverschämt« erleben, jedoch nicht an ein Ereignis mit Krankheitswert denken. Eines der Probleme ist dann, dass bereits in der Hypomanie die sozialen Verhaltensweisen »vergröbern« und Patienten, die ansonsten im Umgang mit anderen Menschen sehr sensibel sind, plötzlich etwas »grob« werden. So reißen die Betroffenen eventuell sexuell anzügliche Witze, was sie sonst nicht tun, sie überschätzen sich sportlich völlig, bewegen sich im Gespräch mit Vorgesetzten am Rande der Unverschämtheit, werden also in den feineren Interaktionsformen etwas grob.

Das Behandlungsproblem besteht darin, dass ein solcher Patient keine Veranlassung sieht, dies als krankhaft zu bezeichnen, oder sich nicht als hilfe- bzw. behandlungsbedürftig betrachtet. Als praktische Vorgehensweise werden hier die Rücknahme des Antidepressivums und die Kombination mit Valproinsäure oder Carbamazepin empfohlen. Erste Zeichen für eine solche plötzliche Veränderung können etwa morgendliches Früherwachen bei kurzer Schlafdauer ohne Depressivität oder ohne Antriebsstörung sein: »Ich habe Briefe geschrieben, die ich schon längst schreiben wollte«, »Ich bin dann joggen gegangen und das hat mir Spaß gemacht«, also eine biologische Aktivität, obwohl man eigentlich zu müde sein müsste. Dann fallen Logorrhoe auf, ein Rededrang mit zunehmendem Assoziationsreichtum, mit gewisser Sprunghaftigkeit, mit Nicht-ausreden-lassen-Können anderer, Inswortfallen, »Respektlosigkeit«, mit anzüglichen Bemerkungen gegenüber Frauen oder auch umgekehrt Männern gegenüber usw.

BEISPIEL Ein schwer depressiver Patient, mit einer bereits bekannten manisch-depressiven Erkrankung, erfuhr unter Clomipramin-Infusionen eine relativ rasche und gute Besserung der Symptomatik. Alles freute sich, und die Sprechstundenhilfe empfand es sogar als besonders gutes Zeichen, dass der Patient ihr bei der letzten Infusion mit Antidepressiva mit der Hand auf den Po klopfte, weil er sie »erotisch« fand, und dies auch sagte. Was dem Arzt nicht bekannt war, war, dass der Patient am selben Tag drei nagelneue weiße Mercedes bestellte, dies auch nicht zu Misstrauen in der Autofirma führte, weil es sich um einen bekannten wohlhabenden Bürger handelte, dass der Patient weiterhin auf einer Probefahrt mit einem Mercedes eine ihm bekannte alte Frau nötigte, in das Auto zu steigen und, um ihr etwas Gutes zu tun, sie zwei Stunden lang in der Gegend umherfuhr, was sie überhaupt nicht wollte. Der Patient war jedoch so von seiner »guten Tat« überzeugt, dass er dies gar nicht wahrnahm. ▫

BEISPIEL Eine 39-jährige Patientin »kippte« im Rahmen einer ambulanten antidepressiven Therapie mit einem SSRI und gleichzeitiger Psychotherapie in eine hypomane Gestimmtheit um. Da sie seit vielen Jahren in einer ambivalenten ehelichen Beziehung lebte, vollzog sie plötzlich – ohne den Therapeuten einzubeziehen – die Trennung: Sie warf ihren Ehemann aus der gemeinsamen Wohnung hinaus. Und sie beendete ihr Arbeitsverhältnis, weil sie sich mit dem Chef ohnehin nie verstanden hatte. Sie fand das alles völlig in Ordnung, fühlte sich gut dabei und meldete sich in der Volkshochschule für mehrere Malkurse an, weil sie dieses Jugendhobby wieder pflegen wollte. Ihrer Umgebung fiel sie durch ein im Vergleich zur Depression gutes und attraktives Aussehen auf. Dadurch erfuhr sie Unterstützung und machte keinerlei Anstalten, sich um die Realität ihrer Lebenssituation zu kümmern (oder konnte sie nicht machen). ◻

Natürlich gibt es auch ein psychogenes kompensatorisches oder, wie man es auch immer nennen möchte, positives überschwängliches Lebensgefühl bei jemandem, der gerade aus einer Depression »auftaucht«. Und das sollte nicht gleich als Hypomanie oder als Manie mit Behandlungsbedürftigkeit etikettiert werden. So kaufte sich einmal eine 45-jährige Patientin unserer Klinik, die eine schwere Depression mit einem Suizidversuch überlebt hatte, an einem heißen sonnigen Sommertag einen großen roten Hut. Der Ehemann befürchtete eine »Manie«, die Patientin war dankbar und voller Lebensfreude, eine plötzliche Veränderung hatte nicht stattgefunden.

MERKE Für Angehörige ist ein solches »Umkippen« oder eine hypomane Nachschwankung am ehesten an der nun ungewohnt euphorischen Stimmung, am Tatendrang oder auch am ihnen nicht »passend« erscheinenden Verhalten erkennbar. Sie sollten unbedingt mit dem behandelnden Arzt sprechen.

Die Behandlung depressiv kranker Menschen ist ein schwieriges Kapitel. Zum einen ist die Depression die häufigste psychische Erkrankung in der Allgemeinbevölkerung. Sie wird überraschenderweise – tragischerweise – unterdiagnostiziert und unzureichend behandelt. Zum anderen gibt es heute im Bereich der Pharmakotherapie und der Psychotherapie eine Reihe guter und fortschrittlicher Therapiemethoden, die zu einer Verbesserung der Versorgungssituation beitragen können.

Die Entwicklung in den letzten 30 Jahren zeigt einen Trend zur »inneren Differenzierung« der Kliniken für Psychiatrie und Psychotherapie (Fachkrankenhäuser, psychiatrische Abteilungen). Dazu hat die Einrichtung von »Depressionsstationen« einen wesentlichen Beitrag geliefert – die erste in Deutschland wurde 1976 am damaligen Psychiatrischen Landeskrankenhaus Weißenau eingerichtet (dazu WOLFERSDORF 1997). Jede Psychiatrieform jedoch muss letztlich in die Gemeindepsychiatrie (Stadtteilorientierung) und die Psychotherapie (Beschäftigung mit den Personen, ihren Geschichten und psychosozialen Bedingungen) münden. Zunehmend sind Depressionsstationen Orte, an denen zeitlich befristet sämtliche Therapiemaßnahmen aus dem biologischen, psychologischen und soziotherapeutischen Bereich gebündelt werden. Sie sind eingebettet in ein fürsorglich-förderliches, strukturiertes, empathisches und aktivierendes Milieu. Man sieht ihre Aufgabe gerade in der Behandlung schwer und schwerst depressiver Patienten. Diese Entwicklungsperspektive stimmt zuversichtlich; denn sie bietet gerade für diese Gruppe ein erstes adäquates Behandlungsangebot, wie es für depressiv Kranke heute als notwendig erscheint.

Die Ziele des hier vorgelegten Buches sind, sich dem Erleben depressiv kranker Menschen anzunähern, Verständnis für ihre innerseelischen Vorgänge zu entwickeln bzw. ihnen selbst verständlich zu machen sowie einen Blick auf die heutigen therapeutischen Angebote zu werfen. Ein Anspruch auf Vollständigkeit ist damit nicht verbunden. Vielmehr sollten aus der eigenen klinischen Erfahrung in der ambulanten und stationären Versorgung depressiv kranker Menschen uns persönlich wichtig erscheinende Überlegungen und Erfahrungen angesprochen werden, die den Leserinnen und Lesern von Nutzen sein können – als Auseinandersetzung mit der eigenen Behandlung oder der Behandlung eines nahestehenden Menschen.

AHRENS, B.; MAIER, W. (1998): Akuttherapie. In: GASPAR, M. (Hg.): Antidepressiva. Eigenschaften, Indikationen und praktische Anwendung. Stuttgart u. a., S. 57–66.

AKISKAL, H. S. (1995): Mood disorders: introduction and overview. In: KAPLAN, H. I.; SADOCK, B. J. (Hg.): Comprehensive Textbook of Psychiatry/VI., Vol. 1. Baltimore u. a., S. 1067–1079.

ANGST, J. (1987): The course of affective disorders. In: *Psychopathology*, 19, S. 47–52.

ANGST, J. (1993): Epidemiologie der Depression. Resultate aus der Zürich-Studie. In: PÖLDINGER, W.; REIMER, C. (Hg.): Depression. Therapiekonzepte im Vergleich. Heidelberg u. a., S. 3–12.

BAUER, M.; BERGHÖFER, A.; ADLE, M. (Hg.) (2005): Akute und therapieresistente Depressionen. Heidelberg u. a.

BECK, A.; RUSH, A. J.; SHAW, B. F.; EMERY, G. (1981): Kognitive Therapie der Depression. München.

BECK, A. T. (1967): Depression. New York.

BENEDETTI, G. (1983): Zur Psychodynamik und Psychotherapie der Depression. In: BENEDETTI, G. u. a. (Hg.): Psychosentherapie. Psychoanalytische und existenzielle Grundlagen. Stuttgart.

BENEDETTI, G. (1987): Analytische Psychotherapie der affektiven Psychosen. In: KISKER, K. P. u. a. (Hg.): Psychiatrie der Gegenwart 5. Heidelberg u. a., S. 369–385.

BENEDETTI, G. (1988): Zur psychodynamischen Struktur und zur Psychotherapie der Depression. In: WOLFERSDORF, M. u. a. (Hg.): Klinische Diagnostik und Therapie der Depression. Regensburg, S. 9–22.

BIBRING, E. (1952): Das Problem der Depression. In: *Psyche*, 6, S. 81–102.

Bischkopf, J. (2009): So nah und doch so fern. Mit depressiv er-
kankten Menschen leben. Bonn.

Böker, H. (Hg.) (2001): Depression, Manie und schizoaffektive
Psychosen. Psychodynamische Theorien, einzelfallorientierte
Forschung und Psychotherapie. Gießen.

Bundespsychotherapeutenkammer: Komplexe Abhängigkeiten machen psychisch krank – BPtK-Studie zu psychischen Belastungen
in der modernen Arbeitswelt. Download:
http://www2.bptk.de/uploads/psychische_erkrankungen_im_fo-
kus_der_berichte_der_krankenkassen.pdf (28.5.2010)

Deutsche Gesellschaft für Bipolare Störungen e. V. (Redaktion Er-
furt A.) (2002). Weisbuch Bipolare Störungen. ConferencePoint
Verlag, Hamburg 2002

Deutsche Gesellschaft für Psychiatrie, Psychotherapie und Nerven-
heilkunde (Hg.) (2000): Praxisleitlinien in Psychiatrie und Psychotherapie. Band 5: Behandlungsleitlinie Affektive Erkrankungen. Darmstadt.

Dilling, H.; Mombour, W.; Schmidt, M. H. (Hg.) (1993):
Internationale Klassifikation psychischer Störungen. ICD-10
Kapitel V (F). Klinisch-diagnostische Leitlinien. Göttingen u. a.

Eike-Spengler, M. (1977): Zur Entwicklung der psychoanalytischen Therapie der Depression. In: *Psyche*, 12, S. 1078–1125.

Elhardt, S. (1981): Neurotische Depression. In: *Psychother. Med.
Psychol.*, 31, S. 10–14.

Elhardt, S. (1983): Neurotische Depression. In: Faust, V.;
Hole, G. (Hg.): Depressionen. Stuttgart, S. 73–80.

Engel, R. R.; Volz, H.-P. (1998): Antidepressiva im Vergleich. In:
Gaspar, M. (Hg.): Antidepressiva. Eigenschaften, Indikationen
und praktische Anwendung. Stuttgart u. a., S. 49–56.

Faust, V. (1994): Depressionsfibel. Stuttgart u. a.

FEDERN, P. (1978): Das manisch-depressive Irresein. In: FEDER, P. (Hg.): Ich-Psychologie und die Psychosen. Frankfurt a. M., S. 427–467.

FELBER, W. (1993): Rezidivprophylaxe affektiver Erkrankungen mit Lithium. Regensburg.

FENICHEL, O. (1975): Psychoanalytische Neurosenlehre. Olten.

FICHTER, M. M. (1990): Verlauf psychischer Erkrankungen in der Bevölkerung. Heidelberg u. a.

FRANKE, A.; KÄMMERER, A. (Hg.) (2001): Klinische Psychologie der Frau. Göttingen u. a.

FRITZE, J.; GASPAR, M. (1998): Erhaltungstherapie und Rezidivprophylaxe. In: GASPAR, M. (Hg.): Antidepressiva. Eigenschaften, Indikationen und praktische Anwendung. Stuttgart u. a., S. 73–78.

HÄNSEL, R.; FAUST, V. (1997): Spektrum Johanniskraut. Stuttgart.

HÄRTER, M.; BERMEJO, J.; ASCHENBRENNER, A.; BERGER, M. (2001): Analyse und Bewertung aktueller Leitlinien zur Diagnostik und Behandlung depressiver Störungen. In: *Fortschritte der Neurologie und Psychiatrie*, 69, S. 390–401.

HAU, St.; BUSCH, H.-J.; DESERNO, H. (Hg.) (2005): Depression – zwischen Lebensgefühl und Krankheit. Göttingen.

HAUTZINGER, M. (1991): Perspektiven für ein kognitiv-psychologisches Konzept der Depression. In: MUNDT, Ch. u. a. (Hg.): Depressionskonzepte heute. Heidelberg u. a.

HEGERL, U. (2005): Diagnostisches und therapeutisches Defizit. Vortrag im Rahmen der »Gesundheitsziele« der Gesellschaft für Versicherungswissenschaft und -gestaltung e. V. am 28. November 2005 in Berlin.

HEIM, E. (1981): Konsequenzen für die Praxis aus der Psychotherapieforschung der letzten Jahre. In: *Schweizer Archiv Neurol. Psychiat.*, 128, S. 211–226.

HEINDL, A. (1998): Die stationäre Behandlung von Depressionen. Bamberg.

HOFF, P. (1999): Depressive Störungen. Vortrag beim Symposium »Depression« in Gangelt. Unv. Manuskript.

HOLE, G. (1979): Das depressive Syndrom in der Allgemeinpraxis. In: *Ärztliche Praxis*, 51, S. 2354–2359.

HOLE, G. (1984): Die neurotisch-depressive Fehlhaltung und die endoneurotische Dekompensation. In: HAASE, H. J. (Hg.): Der depressive Mensch. Erlangen, S. 18–22.

HOLSBOER-TRACHSLER, E.; VANONI, Ch. (1998): Depression und Schlafstörungen in der Allgemeinpraxis. Binningen.

JAMISON, K. R. (1997): Meine ruhelose Seele. Die Geschichte einer Depression. München.

JORASCHKY, P. (1983): Psychotherapeutische Methoden bei der Behandlung depressiver Verstimmungen. In: DAUN, H.; LUNGERSHAUSEN, E.; WITTKOWSKI, R. (Hg.): Das depressive Syndrom – Schäden peripherer Einzelnerven-Epilepsie. Diagnose und Therapie. Frankfurt a. M., S. 81–96.

KAPFHAMMER, H. P. (1993): Epidemiologie der Depression im Rahmen von Tumorerkrankungen. In: STAAB, H.-J.; LUDWIG, M. (Hg.): Depression bei Tumorpatienten. Stuttgart u. a., S. 29–41.

Kasper, S. u. a. (1994): Depressive Störungen. Erkennen und behandeln. Basel u. a.

KASPER, S.; JUNG, B. (1995): Psychiatrisch relevante Nebenwirkungen der nicht psychopharmakologischen Pharmakotherapie. In: *Nervenarzt*, 66, S. 649–661.

KAST, V. (1982): Trauern. Stuttgart.

KIELHOLZ, P.; HOLE, G. (1973): Depression. In: MÜLLER, Ch. (Hg.): Lexikon der Psychiatrie. Heidelberg u. a., S. 111–116.

Entlastung für Angehörige

Informationen über Depressionen gibt es viele – aber welche Auswirkungen hat die Erkrankung auf das System Familie? Dipl.-Psychologin Jeannette Bischkopf, lange in der Beratung von Angehörigen tätig, greift deren Fragen, Probleme und Sorgen auf und nimmt dabei konsequent ihre Perspektive ein.

»Ein großartiges Buch. Hätte ich es damals gehabt, als mein Mann depressiv wurde, dann wäre unserer Familie manch leidvolle Erfahrung erspart geblieben.«
A. Langes, Angehörige

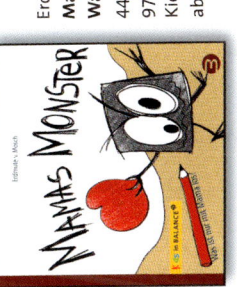

Erdmute von Mosch
**Mamas Monster oder:
Was ist nur mit Mama los?**
44 S., geb., 12.95 Euro,
978-3-86739-040-8
Kids in BALANCE
ab 3 Jahre

Wie Kleine mit psychischer Erkrankung von Großen umgehen – ein Bilderbuch gibt Rat.

»Die Krankheit ,Depression' wird durch den einfühlsamen Text und kindgerechten Bildern sehr gut erklärt. Besser kann man es nicht machen. Das Buch ist sehr empfehlenswert!« Forum Schulkindergärten

»Kindern von Betroffenen kann dieses Buch helfen: Mit Rike lernen sie, das Monster Depression beim Namen zu nennen.« WDR Servicezeit: Familie

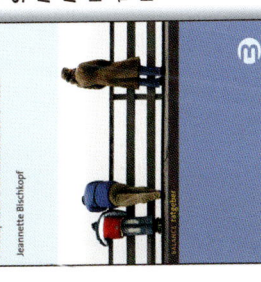

So nah und doch so fern
Mit depressiv erkrankten Menschen leben
Jeannette Bischkopf

Jeannette Bischkopf
**So nah und doch so fern
Mit depressiv erkrankten
Menschen leben**
BALANCE ratgeber
160 S., 14.95 Euro,
ISBN 978-3-86739-039-2

Mehr guter Rat unter www.balance-verlag.de

Damit bestelle ich:

○ Mamas Monster ... (044, 12.95 Euro)

○ So nah und doch so fern (039, 14.95 Euro)

○ Newsletter*

_____ Name, Vorname

_____ Beruf

_____ Straße, Haus-Nr.

_____ PLZ, Ort

_____ Datum, Unterschrift

_____ * E-Mail

_____ Tel.-Nr. (für Rückfragen)

14 Tage Widerrufsrecht, s. AGB: www.balance-verlag.de

BALANCE buch + medien verlag • Der Verlag für fachkundige Lebenshilfe • www.balance-verlag.

Werbeantwort
Postkarte

BALANCE buch + medien verlag
Thomas-Mann-Straße 49 a

53111 Bonn

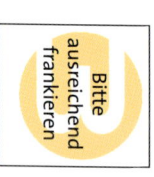

Bitte
ausreichend
frankieren

KLERMAN, G. L. (1984): Affektive Erkrankungen. In: **231**
FREEDMAN, A. M. u. a. (Hg.): Psychiatrie in Praxis und Klinik.
Bd. 1: Schizophrenie, affektive Erkrankungen, Verlust und Trauer. Stuttgart u. a., S. 317–337.

KOPITTKE, W.; WOLFERSDORF, M. (1989): Zur Phänomenologie
depressiver Syndrome aus klinisch-psychiatrischer Sicht. In:
STRAUB, R.; HAUTZINGER, M.; HOLE, G. (Hg.): Denken, Fühlen,
Wollen und Handeln bei depressiven Menschen. Bern u. a., S. 1–9.

KUIPER, P. C. (1991): Seelenfinsternis. Die Depression eines
Psychiaters. Frankfurt a. M.

LEHMANN, A.; LEHLE, B. (1993): Depressionen … und was man
dagegen tun kann. Ein Ratgeber für Betroffene und Angehörige.
Freiburg i. Br.

LEPINE, J.-P.; GASTPAR, M.; MENDLEWICZ, J.; TYLEI, A.; DEPRESS
Steering Commitee (1997): Depression in the community. In:
International clinical psychopharmacology, 12, S. 19–29.

LEWINSOHN, P. M. (1974): A behavioral approach to depression.
In: FRIEDMAN, R. J.; KATZ, M. M. (Hg.): The psychology of
depression. New York u. a., S. 157–178.

MALCHOW, C. P.; KANITZ, R.-D.; DILLING, H. (Hg.) (1995): ICD-10,
Computer-Tutorial: Psychische Störungen. Göttingen u. a.

MATTEJAT, F. (2008): Kinder mit psychisch kranken Eltern. Was
wir wissen und was zu tun ist. In: MATTEJAT, F.; LISOFSKJ, B.
(Hg.): Nicht von schlechtern Eltern: Kinder psychisch Kranker.
Bonn, S. 67–95.

MAUTHE, J.-H. (Hg.) (1999): Krankheit und Geschlecht. Konzepte
und Kontroversen. Sternenfels.

MÖLLER-LEIMKÜHLER, A. M. (2000): Männer und Depression.
Geschlechtsspezifische Hilfesuchverhalten. In: *Fortschritte der
Neurologie und Psychiatrie* 68, S. 489–495.

MÖLLER-LEIMKÜHLER, A. M. (2009): Geschlechtsspezifische Unterschiede bei Depression und Suizidalität. In: *Blickpunkt DER MANN*, 7(2), S. 22–27.

MÖLLER, H.-J. (1998): Unerwünschte Wirkungen von Antidepressiva. In: GASPAR, M. (Hg.): Antidepressiva. Stuttgart u. a., S. 79–87.

MÜLLER, W. E. (1997): Pharmakodynamische Aspekte neuer Antidepressiva. In: *Psychopharmakotherapie*, 6, Suppl., S. 2–7.

MÜLLER, W. E. (1998): Wirkungsmechanismen von Antidepressiva. In: GASPAR, M. (Hg.): Antidepressiva. Eigenschaften, Indikationen und praktische Anwendung. Stuttgart u. a., S. 41–47.

PIACENTINI, T. C. (1983): Der Wahn, der Patient und der Analytiker. In: BENEDETTI, G. u. a. (Hg.): Psychosentherapie. Psychoanalytische und existenzielle Grundlagen. Stuttgart, S. 163–198.

PITSCHEL-WALZ, G; BÄUML, J.; KISSLING, W. (2003): Psychoedukation Depression. München u. a.

POST, R. M. (1992): Transduction of psychosocial stress into the neurobiology of recurrent affective disorder. In: *American Journal of Psychiatry*, 149, S. 999 ff.

RABOWSKY, K.; STOPPE, G. (2009): Diagnoseübergreifende und multimodale Psychoedukation: Manual zur Leitung von Patienten- und Angehörigengruppen. München.

REIMER, C. (1995): Tiefenpsychologische Zugänge zu depressiv Kranken. In: *Psychotherapeut*, 40, S. 367–372.

REIMER, C. (1996): Tiefenpsychologisch orientierte Depressionsbehandlung. In: REIMER, C. u. a. (Hg.): Psychotherapie. Ein Lehrbuch für Ärzte und Psychologen. Heidelberg u. a., S. 406–415.

REITER, L. (1995): Die Rolle der Angehörigen in der Therapie depressiver Patienten. Eine systemisch-integrative Sicht. In: *Psychotherapeut*, 40, S. 358–366.

RIEMANN, F. (1961): Grundformen der Angst. Eine tiefenpsycholo-   **233**
gische Studie. München.

ROGERS, C.R. (1973): Die klientenzentrierte Gesprächspsychotherapie. München.

RUPPE, A. (1996): Langzeitverlauf von Depressionen. Regensburg.

RUPPRECHT, U.; HESS, H.; WOLFERSDORF, M. (1998): Körperorientierte Verfahren in der Depressionsbehandlung. In: *Neurologie
und Psychiatrie*, 12, S. 115–121.

RUTZ, W. (2001). An example of a suicide-preventive strategy.
General practitioners' training. In: WASSERMAN, D. (Ed.): Suicide an unnecessary death. London, S. 225–230.

RUTZ, W.; KNORRING, L. von; PIHLGREN, H.; RIEMER, Z.; WALIN-
DER, J. (1995): Prevention of male suicide. Lessons from the
Gotland study. In: *Lancet* 345, S. 524.

SAVIOTTI, M. (1983): Der therapeutische Zugang zum depressiven
Patienten. In: BENEDETTI, G. u. a. (Hg.): Psychosentherapie.
Psychoanalytische und existenzielle Grundlagen. Stuttgart,
S. 215–261.

SCHALLER, E.; WOLFERSDORF, M. (2009): Depression and suicide.
In: KUMAR, U.; MANDAL, M.K. (eds.): Suicidal behaviour.
New Delhi.

SCHAUENBURG, H. u. a. (1999): Zur Psychotherapie der Depression. In: *Psychotherapeut*, 44, S. 127–136.

SCHAUENBURG, H.; HOFMANN, B. (Hg.) (2007): Psychotherapie der
Depression. Stuttgart.

SCHRAMM, E. (Hg.) (1996): Interpersonelle Psychotherapie.
Stuttgart.

SCHULTE, W. (1961): Nichttraurigseinkönnen im Kern melancholi-
schen Erlebens. In: *Nervenarzt*, 32, S. 314–320.

SELIGMAN, M.E.P. (1979): Erlernte Hilflosigkeit. München u. a.

234 Sillem, P. (Hg.) (1997): Melancholie oder Vom Glück, unglücklich zu sein. Ein Lesebuch. München.

Statistisches Bundesamt (2010): Hohe Kosten durch Demenz und Depressionen. Pressemitteilung 280 vom 11.8.2010. Download: http://www.destatis.de/jetspeed/portal/cms/Sites/destatis/Internet/DE/Presse/pm/2010/08/PD10__280__231,templateId=renderPrint.psml (12.8.2010).

Steiner, B. u.a. (1992): Zum Stellenwert unterschiedlicher psychosozialer Faktoren für den Verlauf depressiver Erkrankungen. In: Steiner, B.; Keller, F.; Wolfersdorf, M. (Hg.): Katamnese-Studien in der Psychiatrie. Göttingen u.a., S. 21–40.

Tellenbach, H. (1976): Melancholie. Heidelberg u.a.

Tellenbach, H. (1988): Verschränkung natürlichen und geschichtlichen Daseins im Typus melancholicus. In: Wolfersdorf, M.; Kopittke, W.; Hole, G. (Hg.): Klinische Diagnostik und Therapie der Depression. Regensburg, S. 23–34.

Volk, St. A.; Travers, H-W.; Neubig, H. (1998): Depressive Störungen. Diagnostik, Ursachen, Psycho- und Pharmakotherapie. Stuttgart.

Volz, H.-P.; Hänsel, R. (1995): Hypericum (Johanniskraut) als pflanzliches Antidepressivum. In: Psychopharmakotherapie, 2, S. 61–67.

Wagner, P.; Bräunig P. (2004): Psychoedukation bei bipolaren Störungen. Stuttgart.

Will, H. (1999): Psychodynamik bei Depressiven. Vortrag beim AK Depressionsstationen in Gießen. Unv. Manuskript.

Will, H. (2001): Ambulante psychoanalytische Behandlung depressiver Störungen. In: Psychotherapie im Dialog, 4, S. 397–407.

WISDOM, J. O. (1967): Die psychoanalytischen Theorien über die   235
Melancholie. Entwicklungsgeschichte und Vergleich. In: *Psy-
choanal.*, 4, S. 102–154.

WITTCHEN, H-U.; MÜLLER, N.; SCHMIDTKUNZ, B.; WINTER, S.;
PFISTER, H. (2000): Erscheinungsformen, Häufigkeit und
Versorgung von Depressionen. Ergebnisse des bundesweiten
Gesundheitssurveys »Psychische Störungen«. In: *Fortschritte der
Medizin*, 118 (Sonderheft 1), S. 10.

WOLFERSDORF, M. (1992): Hilfreicher Umgang mit Depressiven.
Göttingen u. a.

WOLFERSDORF, M. (1995): Depressive Störungen. Phänomenologie, Aspekte der Psychodynamik und -therapie. In: *Psychotherapeut*, 40, S. 330–347.

WOLFERSDORF, M. (1996): Klinisches Bild depressiver Störungen.
In: *Management of Depression*, 1, München.

WOLFERSDORF, M. (1997): Depressionen – Aspekte der Psychodynamik bei depressiven Störungen. In: WOLFERSDORF, M. (Hg.):
Management of Depression. ARCIS, Band 2, München.

WOLFERSDORF, M. (2002): Depressionen – verstehen und bewältigen. Heidelberg u. a.

WOLFERSDORF, M. (2007): Psychische Erkrankung und Arbeitsfähigkeit bei affektiven Störungen. Vortrag im Rahmen des Quali-
tätszirkels Arbeitsmedizin, Gewerbeaufsichtsamt der Regierung
von Oberfranken am 14. Februar 2007, Bayreuth.

WOLFERSDORF, M. (2010): Der suizidale Patient in Klinik und
Praxis. Stuttgart.

WOLFERSDORF, M. u. a. (2007): Stationäre Psychotherapie depressiver Störungen. In: HOFFMANN, N.; SCHAUENBURG, H. (Hg.):
Psychotherapie der Depression. Stuttgart u. a.

236 WOLFERSDORF, M.; GRÜNEWALD, I.; HESS, H.; RUPPRECHT, U. (1999): Unterschiede in der Therapie depressiver Männer und Frauen. In: MAUTHE, J.-H. (Hg.): Krankheit und Geschlecht. Sternenfels, S. 79–98.

WOLFERSDORF, M.; HEINDL, A. (2003): Chronische Depression. Grundlagen, Erfahrungen und Empfehlungen. Lengerich.

WOLFERSDORF, M.; HEINDL, A.; SCHUH, B.; KORNACHER, J.; RUPPRECHT, U.; KELLER, F. (2005): Psychosoziale Faktoren. In: BAUER, M., u. a. (Hg.): Akute und therapieresistente Depressionen. Heidelberg u. a., S. 445–458.

WOLFERSDORF, M.; KORNACHER, J.; RUPPRECHT, U. (Hg.) (2003): Stationäre Depressionsbehandlung heute. Neue Themen: Die interpersonale Dimension, Mutter-Kind-Beziehung, Qualitätssicherung, Selbsthilfe. Regensburg.

WOLFERSDORF, M.; SCHÜLER, M. (2005): Depressionen im Alter. Stuttgart.

WOLFERSDORF, M.; SCHULTE-WEFERS, H.; STRAUB, R.; KLOTZ, T. (2006): Männer-Depression. Ein vernachlässigtes Thema – ein therapeutisches Problem. In: *Blickpunkt* DER MANN; 4(2), S. 6–9.

WOLFERSDORF, M.; SCHULTE-WEFERS, H.; STRAUB, R.; KLOTZ, Th.; ADLER, L. (2007): Männer-Depression, Frauen-Depression? Psychophysiologische Unterschiede? In: *Psychiatrische Praxis*, 24, Suppl. 1, S. 176–177.

WOLFERSDORF, M. u. a. (1997): Modellprojekt zur Qualitätssicherung der klinischen Depressionsbehandlung. In: BERGER, M.; GAEBEL, W. (Hg.): Qualitätssicherung in der Psychiatrie. Heidelberg u. a., S. 67–86.

ZIMMERMANN, U. (1993): Mittel- und langfristige Therapie der unipolaren Depression. In: *Psychiatrische Praxis*, 20 (Sonderheft), S. 59–63.

WOLFERSDORF, M.; ETZERSDORFER, E. (2010): Suizid und Suizidprävention. Stuttgart (im Druck)

Wer sich im Internet weiter über das Krankheitsbild »Depression« informieren möchte, kann das auf den folgenden, ausgewählten Seiten tun. Um Aufschluss darüber zu gewinnen, wer solche Seiten und gegebenenfalls mit welchen Interessen betreibt, sollten sich Nutzer auch die jeweilige Selbstdarstellungsseite ansehen, etwa unter »Impressum« oder »Wir über uns«.

www.bapk.de Die Seite der sogenannten Familien-Selbsthilfe Psychiatrie (früher: Bundesverband der Angehörigen psychisch Kranker), hier ist auch Beratung möglich.

www.bpe-online.de Seite des Bundesverbandes der Psychiatrie-Erfahrenen. Bietet auch Adressen örtlicher Selbsthilfe-Gruppen, viele davon haben aber einen Schizophrenieschwerpunkt.

www.buendnis-depression.de Diese Seite bietet für fast jede Region qualifizierte Adressen, auch für die Schweiz und Österreich.

www.depression-therapie-forschung.de Seite eines Betroffenen, der versucht, viele Informationen zu sammeln und anderen Betroffenen eine Orientierung zu geben.

www.dgbs.de Seite der Deutschen Gesellschaft für bipolare Störungen, enthält umfangreiche Infos, auch eine kommentierte Literaturliste, siehe zudem unter »Selbsthilfe«.

www.gesundheitpro.de Eine Verlagsseite mit vielen Informationen zu häufigen Krankheiten.

www.kompetenznetzwerk-depression.de Eine Website psychiatrischer Verbände und Experten. Enthalten ist auch eine Liste der Krisendienste in Deutschland, geordnet nach Postleitzahlen, siehe unter »Hilfe und Selbsthilfe«.

www.medizinfo.com Ein »Gesundheitsportal für Verbraucher und Fachkräfte« zu allen Erkrankungen.

www.psychiatrie.de Eine Seite, auf der sich Informationen zu psychischen Erkrankungen finden, zudem Bücher und auch viele Links zu Fachverbänden.

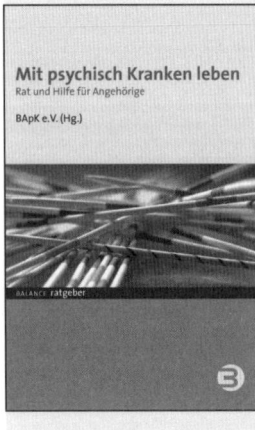

Mit psychisch Kranken leben
Rat und Hilfe für Angehörige

BApK e.V. (Hg.)

BApK (Hg.)
Mit psychisch Kranken leben
Rat und Hilfe für Angehörige
BALANCE ratgeber
ISBN 978-3-86739-017-0
280 Seiten, 17,90 Euro / 27,50 sFr

Rat und Hilfe für Angehörige von psychisch kranken Menschen

Über 50% der Menschen mit einer psychischen Krankheit werden von ihren Angehörigen betreut. Eine Aufgabe, die Familien und Freunde schnell an eigene Belastungsgrenzen bringt und immer auch mit Schuld, Scham und Ausgrenzung konfrontiert. In diesem Ratgeber finden sie Unterstützung: Er informiert umfassend über die häufigsten psychischen Krankheiten, über psychotherapeutische Verfahren sowie über den Einsatz und die Wirkung von Psychopharmaka. Man kann die wichtigsten Rechtsbegriffe nachschlagen und Anlaufstellen im Hilfesystem und der Selbsthilfe finden. Neu sind Beiträge, die Strategien vermitteln für eine bessere Kommunikation und den Umgang miteinander. Sie werden ergänzt durch Arbeitsbögen, die helfen, den eigenen Standpunkt zu finden, und so förderlich sind für ein besseres Zusammenleben aller Beteiligten.
Erfahrungen anderer Angehöriger entlasten und zeigen, wie man mit wiederkehrenden Problemen und stressigen Situationen besser umgehen kann. Fazit: Wer gut informiert ist, kann leichter Grenzen ziehen, Vorurteilen gelassener begegnen und sich selbst notwendige Hilfen holen.

BALANCE buch + medien verlag
Internet: www.balance-verlag.de • E-Mail: info@balance-verlag.de